# 胃黏膜下肿瘤的诊断与治疗

日本《胃与肠》编委会　编著

《胃与肠》翻译委员会　译

辽宁科学技术出版社

·沈阳·

Authorized translation from the Japanese Journal, entitled
胃と腸　52巻10号
胃粘膜下腫瘍の診断と治療
ISSN: 0536-2180
編集：「胃と腸」編集委員会
協力：早期胃癌研究会
Published by Igaku-Shoin LTD., Tokyo Copyright © 2017

## 图书在版编目（CIP）数据

胃黏膜下肿瘤的诊断与治疗 / 日本《胃与肠》编委会编著；《胃与肠》翻译委员会译 . —沈阳：辽宁科学技术出版社，2022.11

ISBN 978-7-5591-2637-5

Ⅰ.①胃…　Ⅱ.①日…　②胃…　Ⅲ.①胃粘膜疾病—胃肿瘤—诊疗　Ⅳ.① R735.2

中国版本图书馆 CIP 数据核字（2022）第 142081 号

出版发行：辽宁科学技术出版社
　　　　　（地址：沈阳市和平区十一纬路25号　邮编：110003）
印 刷 者：辽宁新华印务有限公司
经 销 者：各地新华书店
幅面尺寸：182 mm × 257 mm
印　　张：8.25
字　　数：185 千字
出版时间：2022 年 11 月第 1 版
印刷时间：2022 年 11 月第 1 次印刷
责任编辑：卢山秀
封面设计：袁　舒
版式设计：袁　舒
责任校对：黄跃成

书　　号：ISBN 978-7-5591-2637-5
定　　价：98.00元

编辑电话：024-23284354
E-mail：lkbjlsx@163.com
邮购热线：024-23284502
《胃与肠》官方微信：15640547725

# 目　录

# 胃底腺型胃癌 1 例

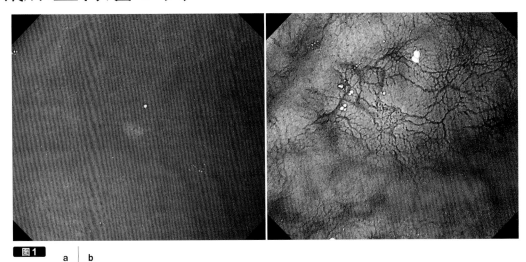

**图1**　a｜b

## 患者

50 多岁，女性。

## 家族史

无特殊。

## 既往史

甲状腺功能减退，右侧输卵管水肿，子宫肌瘤（子宫全切术后），更年期综合征。

## 现病史

为行筛查来诊，胃镜检查过程中发现胃体中部大弯前壁一处褪色调凹陷性病变（**图1**）。于病变肛侧活检 1 块。

## 症状

无特殊。

## 血液检查

无明显异常。血清 *Helicobacter pylori*（*H. pylori*）抗体（–）<3.0U/mL，粪便 *H. pylori* 抗原（–）。

## 常规内镜、染色内镜图像（浸水观察）

胃体中部大弯前壁可见一处约 3mm 大小的、边缘略微隆起的褪色调凹陷性病变（**图2a**，病变右侧红色部分为接触瘢痕）。靛胭脂喷洒像可见凹陷以及周围明显隆起，凹陷内部呈细颗粒状结构（**图2b**）。背景黏膜未见萎缩性变化。

## NBI（narrow band imaging）放大内镜图像

凹陷内部的表面可见大小不等的绒毛状构造以及裂隙状的腺管开口。微小血管结构未见明显异常，可见血管扩张以及线圈（coil）状的细小血管结构。凹陷的边缘呈略微扩大的圆形以及裂隙状腺管开口，"描绘"出 DL（demarcation line）较为困难（**图2c、d**）。背景黏膜为八木分类中的 B1 ~ B2 黏膜。

## 超声内镜图像（20MHz 细径探头）

肿瘤主体位于第 2 层，内部呈均一低回声，第 1 层结构完整。肿瘤下缘的第 3 层上缘见轻度不规则回声，无法除外黏膜下层的少量浸润，浸

小林 阳介[1]　滨本 英刚　铃木 雄一郎　外园 正光　须藤 豪太　青木 敬则　原田 拓
田沼 德真　真口 宏介　大森 优子[2]　筱原 敏也
[1]手稲渓仁会病院消化器病センター　[2]同　病理診断科

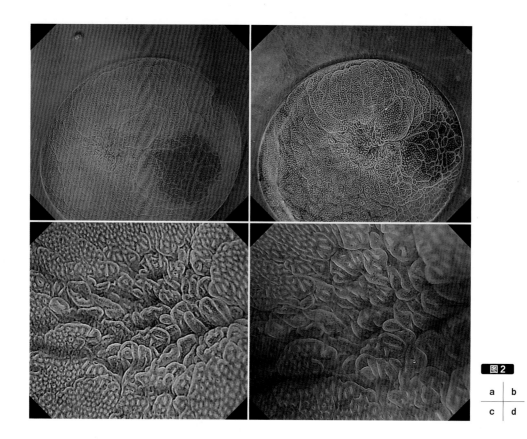

**图2**

| a | b |
|---|---|
| c | d |

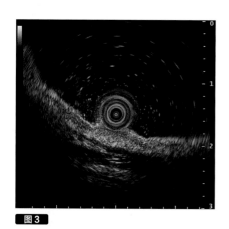

**图3**

润深度诊断为 M ~ SM1（**图3**）。

## 临床经过

初次活检时可见异型腺管，诊断考虑胃底腺型胃癌。然而常规内镜与超声内镜未见疑似 SM 深部浸润的征象，浸润深度诊断为 M ~ SM1，实施内镜黏膜下剥离术（endoscopic submucosal dissection，

ESD）治疗。

## 新鲜切除标本所见

切除标本大小为 26mm×20mm，病变部分范围 3.5mm×3.0mm，为褪色调的凹陷性病变（**图4**）。

## 组织病理学所见

病变主体位于黏膜中层至黏膜深层，肿瘤细胞核小类圆形，胞质内可见嗜酸性颗粒，肿瘤整体形态均一，但局部可见不规则分支以及愈合样的增殖，病变中心部可见黏膜下层 90$\mu$m 的浸润（**图5a、b**）。病变表层被非肿瘤性腺窝上皮覆盖，仅可见少量胃底腺组织残存。

免疫组化染色方面，肿瘤细胞的主细胞标志物 pepsinogen I 染色为阳性（**图6a**），副细胞标志物的 MUC6 局部阳性（**图6b**），肿瘤上层可见壁细胞标志物 H/K-ATPase 染色阳性的细胞分布（**图6c**），MUC5AC 染色为阴性（**图6d**）。Ki-67 标识率为 5%，呈随机（at random）分布。

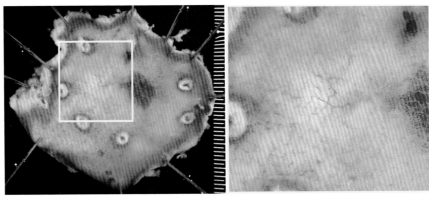

**图4**

a | b

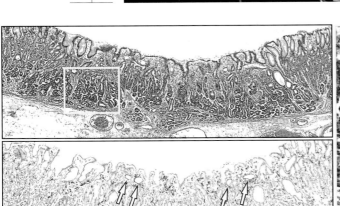

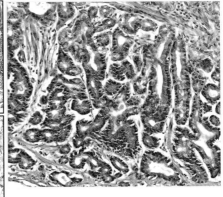

**图5**　a
　　　　c | b

250μm

诊断为胃底腺型胃癌，主细胞优势型。背景黏膜为无明显萎缩及炎症的胃底腺区域。

为探讨常规内镜及 NBI 放大内镜下所看到的表层无明显异型的扩张血管，实施了 CD31 免疫组化染色（**图5c**）。肿瘤病灶的正上方，自黏膜表层向下 100～200μm 处附近可见血管扩张（**图5c**，黄箭头），这有可能就是 NBI 放大观察时所见到的血管。

最终的病理诊断为：M，Gre-Ant，Type 0-Ⅱc，3.5mm×3.0mm，gastric adenocarcinoma of fundic gland type，chief cell dominant type，pT1b1（90μm），med，INFa，UL（-），ly（-），v（-），pHM0，pVM0。

## 总结

胃底腺型胃癌是 2010 年由 Ueyama 和 Yao 等所提出的一种新的疾病概念。Ueyama 等于 2014 年将胃底腺型胃癌的白光内镜下特点报告如下：①背景黏膜为不伴萎缩性变化的胃底腺黏膜，②褪色调，③黏膜下肿瘤样隆起性病变，④表面可见轻度扩张的树枝状血管。

本病例的背景胃黏膜同样未见明显萎缩性变化，外形呈边缘略微隆起的褪色调凹陷。病变内部可见形态相对规则的扩张血管，其成因考虑是由于主体位于黏膜深层的胃底腺型胃癌的增殖导致黏膜内血管的流出路受压，从而表现为黏膜表层附近的血管怒张。

此外，回顾一下本病例的 NBI 放大内镜图

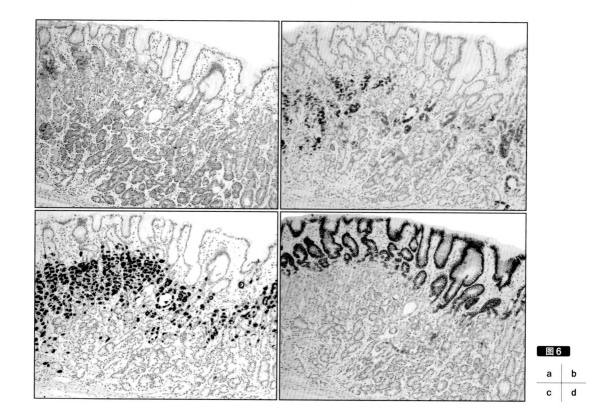

图6

| a | b |
|---|---|
| c | d |

像并未见到表面结构有不规则、不鲜明以及方向性不同等改变。但表面依然可见大小不同的绒毛状结构，整体上看仅有形态不均一这一点异常。同时微小血管结构也未见明显异常，难以清晰地"描绘"出DL，这一点与胃底腺型胃癌的特征是相符合的，因为其表面被非癌黏膜所覆盖。另一方面，胃底腺黏膜型胃癌的肿瘤上皮于表层部显露，放大观察可见明确的DL，同时伴有表面结构以及微小血管的异常，与本病例的特征不符。胃底腺型胃癌与胃底腺黏膜型胃癌的鉴别要点，有赖于今后积累更多的病例进一步探讨。

**参考文献**

[1] 八木一芳，味冈洋一. 胃の拡大内視鏡診断，第2版. 医学書院，pp 12–27, 2014.

[2] Ueyama H, Yao T, Nakashima Y, et al. Gastric adenocarcinoma of fundic gland type〔chief cell predominant type〕: proposal for a new entity of gastric adenocarcinoma. Am J Surg Pathol 34: 609–619, 2010.

[3] Ueyama H, Matsumoto K, Nagahara A, et al. Gastric adenocarcinoma of the fundic gland type〔chief cell predominant type〕. Endoscopy 46: 153–157, 2014.

[4] 藤原昌子，八尾建史，今村健太郎，他. 胃底腺型胃癌と胃底腺黏膜型胃癌の通常内視鏡・NBI併用拡大内視鏡所見. 胃と腸 50: 1548–1558, 2015.

（2017年1月早期胃癌研究会病例）

# 胃黏膜下肿瘤的诊断

## ——过去、现在以及未来

长浜 隆司[1]

**关键词**　胃黏膜下肿瘤　X线诊断　EUS-FNA　GIST

[1] 千葉德洲会病院消化器内科　〒274-8503 船橋市高根台 2 丁目 11-1
E-mail : ryu-na@nifty.com

　　根据《消化器内镜用语集》一书中的定义，所谓"胃黏膜下肿瘤"这一名称，即"存在于胃黏膜下方、导致黏膜层产生向上隆起样改变的壁内病变"的统称，20 世纪 30 年代至 20 世纪 40 年代初期，Comfort、Knetsch、Scott、Schindler 以及 Cassel 等首次将胃脂肪瘤、胃纤维瘤以及胃平滑肌瘤等病变统称为 submucosal tumor 以及 submucous tumor 等。在日本，最初关于胃黏膜下肿瘤等的报告，是在 1964 年由信田、赤泽等首次在手术前成功诊断出胃脂肪瘤并在术后对该病例进行的报告。此外，信田等于 1964 年归纳总结了当时的知识点，制定了如**表1**所示的诊断标准。

　　无论是在 X 线图像上还是在内镜图像上，黏膜下肿瘤（submucosal tumor，SMT）都不难诊断。然而，在实际工作中还需要将 SMT 与各式各样的、形态类似 SMT 的病变（**表2**）进行鉴别。因此，了解一下这部分病变各自的形态学特征还是有必要的。

　　本系列既往曾以胃黏膜下肿瘤为主题，推出过《胃黏膜下肿瘤》《胃黏膜下肿瘤的诊断——现状与进步》《消化道黏膜下肿瘤（2004）》等书。此外，也曾经多次以需要与胃 SMT 相鉴别等疾病为主题推出相应的图书，具体情况请参考**表3**中的信息。

　　SMT 不显露于表层，因此也就无法在内镜下直接对其进行观察，SMT 的诊断需要参考以

**表1**　**胃黏膜下肿瘤的诊断方法**

A. X 线所见

1. 充盈像上，胃大小弯无明显变化，胃壁蠕动大多无明显异常
2. 适度压迫后，可见边缘柔软、平滑的圆形或椭圆形充盈缺损。有时还可观察到特有的隆起凹陷（krater）结构
3. 充盈缺损周围的黏膜排列正常，压迫后可见缺损影随之移动

B. 胃镜所见

与周围黏膜相比呈微隆起样、表面覆盖正常黏膜的半球形肿瘤。有时可见到桥样皱襞（bridging folds）

C. 细胞病理学诊断

通常无法查见恶性肿瘤细胞

〔转载自"信田重光，他. 胃黏膜下腫瘍の診断. 日臨　22：113-124，1964"〕

**表2**　**胃黏膜下肿瘤以及形似胃黏膜下肿瘤的病变**

| 非上皮性肿瘤 | |
| --- | --- |
| 恶性 | GIST，平滑肌肉瘤，恶性淋巴瘤，球囊瘤，Kaposi 肉瘤，恶性黑色素瘤 |
| 良性 | 平滑肌瘤，血管瘤，脂肪瘤，淋巴管瘤，神经鞘瘤，颗粒细胞瘤，浆细胞瘤 |
| 上皮性肿瘤 | |
| 恶性 | 呈现黏膜下肿瘤样外观的癌（淋巴细胞浸润癌，黏液癌，低度异型癌，胃底腺型胃癌，髓样癌，异位胃腺体发生的癌），类癌，内分泌细胞癌，转移性肿瘤 |
| 良性（非肿瘤） | 异位胰腺，炎性纤维性息肉 inflammatory fibroid polyp），异位腺管 |

GIST：gastrointestinal stromal tumor。

下几点进行类推：①病变的发生部位，背景黏膜；②多发或是单发；③肿瘤突出的高度；④隆起的形态；⑤色调；⑥根据肿瘤表面的硬度。另外，可根据表面糜烂推测深度并结合其他形态学所见进一步缩小诊断的范围，有时还可以通过内镜下活检来确诊病变的性质。无论是 X 线检查还是内镜检查，都无法直接获取黏膜下病变的信息，尽管有 EUS（endoscopic ultrasonography）、CT 以及 MRI 等补充手段，但是仅凭影像学检查

通常很难达到确诊的目的。组织学诊断也有同样的问题，常规内镜检查无法通过活检确诊病变的情况下，没有明确的恶性病变特征，也未能观察到大小和形态上的变化时，通常也只能是继续观察。

SMT 的组织取样大多是使用活检钳（Boring biopsy）完成的，这种方法的取样成功率绝对谈不上高，作为补充手段，开窗法等技术也时常会被用到。超声内镜引导下细针穿刺活检（endoscopic ultrasound-guided fine needle aspiration，EUS-FNA）是现阶段公认有效的取样方法，但是这种方法所获取的组织大小较为有限，特别是术前对于胃肠道间质瘤（gastrointestinal stromal tumor，GIST）的良恶性判断常会与术后病理结果存在偏差。因此，该方法的适应证、标准化以及组织学评估等都将会是今后亟待解决的课题。

关于 SMT 的治疗，尽管 GIST 研究会制定了明确的治疗方针指南，具有明确恶性征象的病变毫无疑问是需要治疗的，但是该指南对于 2～5cm 的病变以及 2cm 以下病变的治疗方案却并未明示。不同医疗机构对于这两类 GIST 的治疗往往是不同的。

本书中，对于 X 线诊断、内镜诊断进展到了哪里以及 EUS-FNA 等方法可以起到多大的作用等问题进行概述。此外，希望今后对于大多数胃黏膜下肿瘤都可以在术前明确诊断的基础上制订适宜的治疗计划。

**参考文献**

[1] 日本消化器内視鏡学会用語委員会 (編). 消化器内視鏡用語集, 第 3 版. 医学書院, 2011.

[2] Comfort MW. Submucous lipomas of the gastrointestinal tract: report of twenty-eight cases. Surg Gyn & Obst 52: 101-118, 1931.

[3] Knetsch A. Submuköses Lipom des Magans. Röntgenpraxis 12: 159-161, 1940.

[4] Scott OB, Brunschwig A. Submucosal lipomas of the stomach: a review of the literature and report of a case associated with carcinoma. Arch Surg 52: 253-259, 1946.

[5] Schindler R, Sandweiss DJ, Mintz IL. Benign submucosal tumors of the stomach: A gastroscopic study. Am J Digest Dis 9: 289-292, 1942.

[6] Cassel MA, Guccione JB. Submucous lipoma of the stomach: case report and review of the literature. AMA Arch Surg 70: 598–601, 1955.

[7] 赤沢喜三郎, 信田重光, 津田一彦, 他. 手術前胃黏膜下良性腫瘍と診断し得た胃脂肪腫の治験例. 消化器病の臨床 1: 44–49, 1959.

[8] 信田重光, 黒沢孝夫, 滝田照二, 他. 胃黏膜下腫瘍の診断. 日臨 22: 113–124, 1964.

[9] 日本癌治療学会, 日本胃癌学会, GIST 研究会 (編). GIST 診療ガイドライン, 第3版. 金原出版, 2014.

# 胃黏膜下肿瘤的病理诊断

二村 聪[1]

**摘要**●胃黏膜下肿瘤的主要形态为球形或半球形隆起，病变主体位于黏膜下层，其表面覆盖的黏膜与周围黏膜相同。胃黏膜下肿瘤包括良性的、恶性的，多种多样的病变类型以及组织分型。实际临床工作中，需要对胃黏膜下肿瘤的良恶性进行鉴别，然而活检组织量不足却给诊断带来了困扰。病理医生需要参考病变的大体形态以及临床资料等信息来综合判断，同时应用免疫组化染色等辅助手段进一步提高病理诊断的准确性。另一方面，临床医生有义务向病理医生提供没有受到过度挤压的、优质的、足量的活检组织，这点也是十分重要的。

**关键词** 胃黏膜下肿瘤　病变类型、组织分型　病理诊断　免疫组化染色

[1] 福冈大学医学部病理学讲座　〒814-0180 福冈市城南区七隈 7 丁目 45-1

## 前言

在实际诊疗工作当中会经常遇到黏膜下肿瘤。制定治疗方案时需要明确病变的性质，也就是说良恶性的鉴别是不可或缺的。病理医生希望通过活检来确定病变的类型以及组织分型，但是由于病灶内部局部组织硬度偏高以及活检过程中的出血风险等因素会导致活检组织的量不足，难以做出确切的诊断。这就有可能导致恶性病变错过了最佳治疗时机，良性病变接受了过度治疗等不良后果。因此，本文从病理医生的立场出发，首先复习一下黏膜下肿瘤的定义、种类，随后对胃黏膜下肿瘤的病理诊断过程进行概述，并同时提及部分鉴别诊断中的注意事项。另外，由于篇幅上的限制，文中省略了对于各类型病变的解释说明。

## 消化道黏膜下肿瘤的定义及概念

黏膜下肿瘤也被称作黏膜下肿物（译者注：日语中使用的两个词分别为"腫瘍"与"腫瘤"，与中文表达在感情色彩上有细微的差别）。尽管将 tumor 翻译成"肿物"与"肿瘤"有些许的差别，但在大多数情况下还是习惯性地写成"肿瘤"。本书也一直使用"肿瘤"一词来形容这类病变。黏膜下肿瘤的定义为球形或半球形隆起，病变主体位于黏膜下层，其表面覆盖的黏膜与周围黏膜相同并且向腔内突出（**图 1**）。该称呼适用于全部消化道。此外，病变的大小与高度并没有明确限定，病变表面的被覆黏膜是否与周围黏膜完全一致这一点上也没有硬性规定。观察一下切除后的标本就会发现，肿物表面有时也会伴有不同程度的黏膜缺损（糜烂、溃疡）。另外，有些病变的主体位于黏膜固有层，也会呈现出黏膜下肿瘤

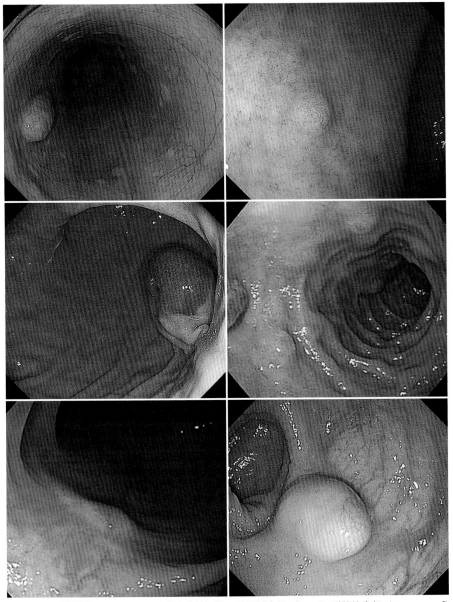

|  a  |  b  |
|-----|-----|
|  c  |  d  |
|  e  |  f  |

**图1** 消化道黏膜下肿瘤的内镜图像。从平缓隆起（**b，d**）到骤然隆起（**a，c，e，f**），大体形态较为多样。各病灶的发生部位、病理类型与组织分型如下：食管平滑肌瘤（**a**）、胃炎性纤维性息肉（**b**）、胃 GIST（**c**）、空肠套状细胞淋巴瘤（**d**）、横结肠寄生虫性（异尖线虫）肉芽肿（**e**）、直肠下段神经内分泌肿瘤（**f**）

样的外观。因此，将这类病变称为黏膜下肿瘤样病变（submucosal tumor-like lesion）或黏膜下肿瘤样隆起（submucosal tumor-like protrusion）似乎更为贴切。实际上"黏膜下肿瘤"一词是包含肿瘤性病变和非肿瘤性病变的、多种多样的病变类型以及组织分型的临床诊断名称，而并非是病理诊断的名称。

从历史的角度来看，日本以外最初于20世纪30年代开始使用黏膜下肿瘤一词来描述胃、肠道的脂肪瘤。在日本，信田、赤泽等于1959年在手术治疗前将1例病变诊断为良性胃黏膜下肿瘤，并在手术治疗后证实了这个病变是脂肪

**表1** 消化道黏膜下肿瘤的病变类型、组织分型* （2000年1月—2016年12月）

| | 食道 | 胃 | 十二指肠 | 空肠、回肠 | 结肠、直肠 | 合计 |
|---|---|---|---|---|---|---|
| 脂肪瘤 | 0 | 3 | 0 | 8 | 5 | 16 |
| 淋巴管瘤 | 0 | 0 | 3 | 2 | 1 | 6 |
| 颗粒细胞瘤 | 7 | 0 | 0 | 0 | 1 | 8 |
| 平滑肌瘤 | 63 | 19 | 1 | 6 | 102 | 191（33.5%） |
| 神经鞘瘤 | 1 | 2 | 0 | 0 | 1 | 4 |
| glomus肿瘤 | 0 | 1 | 0 | 0 | 0 | 1 |
| 寄生虫肉芽肿 | 0 | 2 | 0 | 1 | 1 | 4 |
| 炎性纤维性息肉 | 0 | 13 | 0 | 3 | 2 | 18 |
| 异位胰腺 | 0 | 10 | 7 | 3 | 0 | 20 |
| 子宫内膜症 | 0 | 0 | 0 | 1 | 6 | 7 |
| Brunner腺体增生 | 0 | 0 | 5 | 0 | 0 | 5 |
| 类癌 | 0 | 24 | 3 | 8 | 83 | 118（20.7%） |
| 淋巴瘤 | 0 | 6 | 4 | 4 | 9 | 23 |
| 胃肠道间质瘤 | 0 | 84 | 3 | 27 | 15 | 129（22.6%） |
| 消化道原发黑色素瘤 | 1 | 0 | 0 | 0 | 2 | 3 |
| 类基底鳞状上皮癌 | 11 | 0 | 0 | 0 | 0 | 11 |
| 其他脏器转移来的病灶 | 1 | 3 | 0 | 2 | 1 | 7 |
| 合计 | 84 | 167 | 26 | 65 | 229 | 571 |

*：呈黏膜下肿瘤样外观的原发癌以及异位黏膜下胃腺体不包含在内。

GIST：gastrointestinal stromal tumor。

瘤，"胃黏膜下肿瘤"这一称谓大概就是从那时起一直被沿用至今。

现如今，黏膜下肿瘤所指的不仅仅是脂肪瘤、平滑肌瘤等良性病变，还包括神经内分泌肿瘤（类癌）、胃肠道间质瘤（gastrointestinal stromal tumor，GIST）、淋巴瘤等恶性病变以及异位组织、炎性纤维性息肉等非肿瘤病变。这是已经在临床诊疗工作中被广泛普及了的"一个概括性名称（a generic term）"。黏膜下肿瘤的定义、概念定型的相关背景知识请参考本系列以往相关图书。

## 胃黏膜下肿瘤的病变类型及组织分型

首先来大概回顾一下我们科室（中等规模综合医院的病理诊断科）消化道黏膜下肿瘤病变类型、组织分型的分布情况，其中平滑肌瘤占比最多（33.5%），其次是胃肠道间质瘤（22.6%）（表1）。这个统计结果是基于手术切除病变标本而得出的，那些没有被切除的良性病变并不在统计范围之列，因此这个结果有可能并不是那么准确。此外，对于异位胃黏膜下腺体等非肿瘤性病变很难在检索时正确地把握关键词。基于以上2点，我们的统计结果与临床医生所能想到的情况也许会有些差异，但是即便忽略这些因素也可以肯定GIST是胃黏膜下肿瘤当中最常见的恶性病变类型。

接下来再看一下胃黏膜下肿瘤病变类型分布的详细情况，GIST居于首位、占比达到半数（50.3%）。再说得更极端一些，胃黏膜下肿瘤的诊断几乎等同于胃间质瘤（前提是确实可以排除其他系统恶性肿瘤的可能性）的诊断。因此，活检组织或细针穿刺组织中见到明显的纺锤形细胞时，应当毫不犹豫地加做免疫组化染色以便鉴

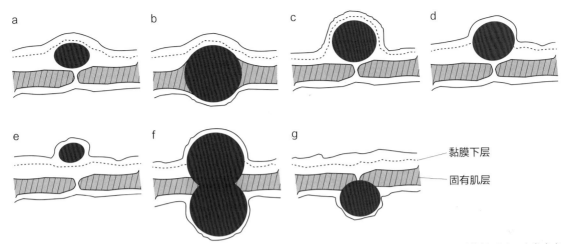

黏膜下层

固有肌层

**图2** 黏膜下肿瘤的壁内定位、主体位置。病灶位于黏膜下层（**a**）。病灶由黏膜下层延伸至固有肌层外侧（**b**），这类病变容易形成平缓的隆起、增大后会向腔内突出（**c**）。位于黏膜深层的病变（**d**），位于黏膜内的病变（**e**）。由黏膜下层延伸至固有肌层外侧，呈哑铃状～葫芦状外形的病变（**f**），这类病变容易形成一个骤然的隆起。参照 Skandalakis 提出的分类：**c**、**d** 为腔内发育型，**b** 为壁内发育型，**g** 为腔外发育型，**f** 为混合型。腔外发育型的病变通常不易形成黏膜隆起

别间质瘤和其他系统的恶性肿瘤。这点对于间质瘤的诊断来说是最为重要的。

## 胃黏膜下肿瘤的黏膜内定位及黏膜下主要位点

　　胃黏膜下肿瘤，顾名思义即病变主体位于黏膜下层的肿瘤。从病变最大面积的剖面图来看，相当于是 Skandalakis 等所描述的胃腔内发育型（管腔内）和壁内发育型（**图2**）。有些病变也会同时向胃内及浆膜外突出，葫芦状、雪人状或哑铃状（dumb bell）以及沙漏状（hourglass）等名称可用来对其进行描述。另外，如前文中所提到的那样，部分主体位于黏膜固有层的病变（如相对较小的炎性纤维性息肉以及神经内分泌肿瘤）也会表现为半球形的黏膜下隆起。也就是说，从剖面上观察到的、主体位于黏膜内或上皮下的肿瘤都有可能呈现类似黏膜下隆起的外观。认识到这一点还是很有必要的。

## 胃黏膜下肿瘤的肉眼观察要点

### 1. 肉眼外观特征

　　黏膜下肿瘤所共通的特征是，其表面被覆黏膜与周围的正常黏膜是相同的。另外，体积较

大的、向腔内突出的病变，其表面黏膜会由于各种各样的原因而伴有溃疡、糜烂。需要注意的是，这些特征在良性病变当中有时也会被观察到。

### 2. 隆起基底部、起始部的形状

　　注意一下胃黏膜下肿瘤的起始部就会发现，从平缓隆起的（不伴有黏膜皱襞）到骤然隆起的（伴有黏膜皱襞），形态可谓多种多样（**图3**）。通常，前者的病变主体位于黏膜下层或者是更深层的位置，而后者的病变主体则大多位于黏膜深层与黏膜下层之间的位置。

### 3. 隆起的大小、部位（胃内的部位）以及个数

　　确认肿瘤病变的大小、部位（胃内的部位）以及个数（单发还是多发）也是很重要的。凭借肿瘤的大小来论及良恶性有一定难度，但是从自身的经验出发来看，当病变直径超过 50mm 时恶性肿瘤的概率会随之升高。另外，在数月之内即可观察到呈明显增大趋势的肿瘤也大多是恶性的，这点毋庸置疑。不同的病变类型、病理分型的胃黏膜下肿瘤也都有其各自的好发部位，比如炎性纤维性息肉、异位胰腺以及球囊瘤好发于幽门前区和胃窦部。从个数上来看，炎性纤维性息肉大多是多发的。当然，这些情况也会有例外，

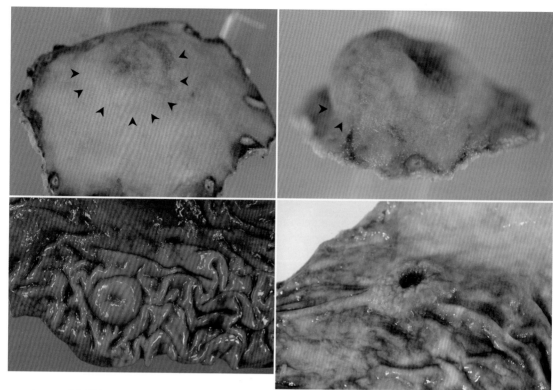

|||
|---|---|
| a | b |
| c | d |

**图3** 胃黏膜下肿瘤的肉眼观（大体图像）

**a** 向腔内平缓突起的黏膜下肿瘤样隆起。起始部（箭头）未见皱褶，病变类型为 MALT 淋巴瘤。

**b，c** 向腔内骤然突起的黏膜下肿瘤样隆起。起始部（箭头）可见皱褶。病变表面的被覆黏膜与周围的正常黏膜相同，看上去有一种紧满感。病变类型分别是炎性纤维性息肉（**b**）、淋巴组织增生（**c**）。

**d** 呈黏膜下肿瘤样外观的胃癌。朝向隆起部的黏膜呈盆状增粗，其先端与隆起部形成环状融合。隆起顶端呈一深凹陷，为向下深度浸润的中分化管状腺癌。

掌握肿瘤的发生部位与个数对于胃黏膜下肿瘤病变类型、病理分型的推定也是有很大帮助的。

### 4. 病变的壁内定位、硬度，剖面形状

　　病变的壁内定位（黏膜下层或固有肌层）、硬度（硬或软）以及剖面性状（是否合并囊肿形成、出血、坏死，色调），需要整合这些。从壁内定位来看，GIST、神经源性肿瘤（神经鞘瘤）以及球囊瘤等病变在大多数情况下都会嵌入固有肌层，神经内分泌肿瘤、炎性纤维性息肉的病变则大多位于黏膜深层。从硬度上来看，充满液体、呈囊状扩张的异位胃腺体在触碰后很容易出现表面凹陷，脂肪瘤则大多柔软且具有弹性。富含纤维成分病变的质感会比较硬（**图4**）。从剖面上看，不仅可以明确病变内部是否有囊肿形成，是否合并出血、坏死，还可以观察病变的

质地柔软 ────────────→ 质地坚硬

间质纤维及肌肉组织

脂肪组织量

血管、淋巴管、淋巴组织量

**图4** 决定胃黏膜下肿瘤硬度的几个因素。除脂肪组织与血管、淋巴管外，充满液体的囊肿病灶也同样质地偏软，而富含纤维组织的病灶则质地偏硬

色调并明确病灶壁内定位（**图5，图6**）。

　　综上所述，用肉眼大体观察胃黏膜下肿瘤时，不应仅从病变的上方向下观察（即从正上方俯瞰），同时也应该注意病变的基底部、起始

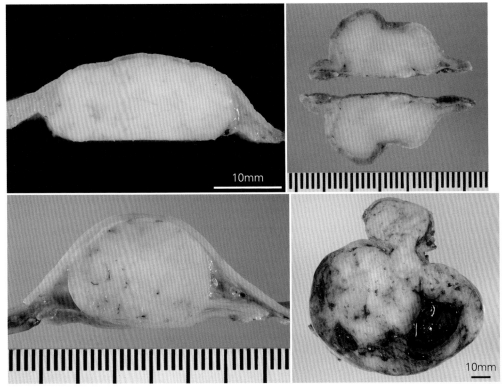

| a | b |
|---|---|
| c | d |

**图5** 胃黏膜下肿瘤的剖面、断面图像

**a** 平缓突向腔内的黏膜下肿瘤样隆起（**图3a**病变的剖面）。剖面为髓样改变、给人以细胞很密集的印象。本例为一病灶主体位于黏膜下层的 MALT 淋巴瘤。

**b** 骤然突向腔内的黏膜下肿瘤样隆起（**图3b**病变的剖面）。本例为一病灶主体位于黏膜固有层和黏膜下层的炎性纤维性息肉。

**c** 骤然突向腔内的黏膜下肿瘤样隆起。病变主体位于黏膜下层的 GIST。部分固有肌层卷入病变中。

**d** 起点位于固有肌层、大幅度向腔内和浆膜侧双向突出，外观呈"雪人样"的 GIST。剖面可见内部空洞化、局部坏死、出血。

部（即从斜上方俯瞰）性状，病变的大小（肿瘤直径）、硬度、胃内部位、胃壁内定位、个数以及剖面性质等信息也应做到一个不漏地尽数把握。仔细地重复以上步骤，就可以准确地推断出病变的组织结构。

## 胃黏膜下肿瘤的组织诊断要点

本文在开篇时提到，确定黏膜下肿瘤治疗方案需要明确的组织学诊断，也就是说良恶性的判断是必不可少的。当然，无法获取有效的病变组织就无法准确地判定病变的类型和组织分型。另外，即便是获取瘤病变组织，如果组织受到过度的挤压也是无法做出明确病理诊断的

（**图7a**）。在做胃黏膜下肿瘤治疗前的病理诊断时，应重点关注活检是否采集到了足够量的组织，有效的病变组织是否被取到，活检组织是否受到挤压（**图7b、c**）等信息 。另外，当活检仅采集到极少量的组织时，再进一步追加薄层切割、做免疫组化染色有可能会遗漏病灶部位。对良恶性的病理诊断来说，在此再一次强调"优质并足量的病灶组织"是必不可少的。

实际临床工作中，将外观类似黏膜下肿瘤的淋巴瘤以及神经内分泌肿瘤等恶性病变有效检出，并做出正确的诊断是具有重要意义的（**图7d ~ f**）。只要临床方面强烈怀疑恶性肿瘤，就应当要求病理方面采取适当的应对措施。近年

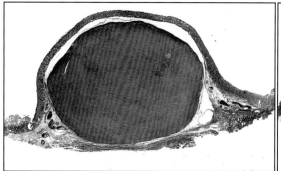
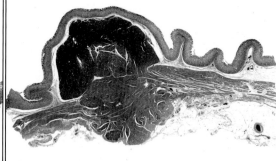
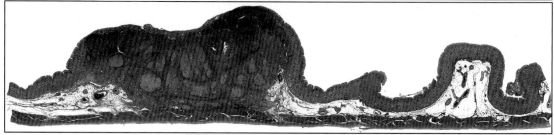
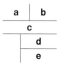
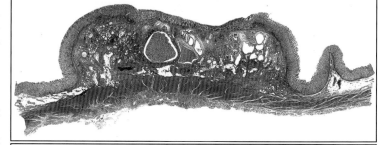
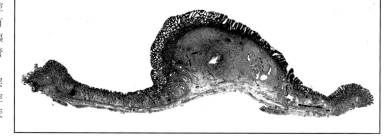

**图6** 胃黏膜下肿瘤的最大剖面放大图像

**a ~ d** 病灶的主体位于黏膜下层的黏膜下肿瘤样隆起。4 个病变都是骤然向腔内突起的。**b** 的病灶有一部分波及固有肌层。病变类型分别为 GIST、异位胰腺、淋巴组织增生、低异型度高分化管状腺癌。

**e** 病灶主体位于黏膜深层和黏膜下层的黏膜下肿瘤样隆起。病变骤然突向腔内。病灶内部可见黏膜肌层疏松。病变类型为炎性纤维性息肉。

来，在穿刺吸引组织中，通过查找异常细胞的免疫表达从而检出病灶组织成为可能（**图 7g、h**）。

然而，对于 MALT（mucosa–associated lymphoid tissue）这样的低度恶性淋巴瘤用少量的组织做出诊断有一定的难度。这种情况下，应该首先嘱患者继续观察发展情况，同时告知患者在复查时有可能采用深挖活检或开窗活检等方法并加做流式细胞检测。

当病理诊断无法确定病变的类型和组织分型时，临床医生会问："即便做了免疫组化也没法给出诊断吗？"免疫组化染色在 HE 切片的基础上，再进一步检测细胞、组织学层面的免疫表达，确实会有助于提高病理诊断的准确性。特别是在鉴别某一病变到底是上皮性还是非上皮性肿瘤（间叶性还是淋巴细胞性）时，免疫组化染色发挥着极其重要的作用。然而，对于没有特异性抗体的病变类型、组织分型（例如 MALT 淋巴瘤）的最终诊断，免疫组化染色则显得无能

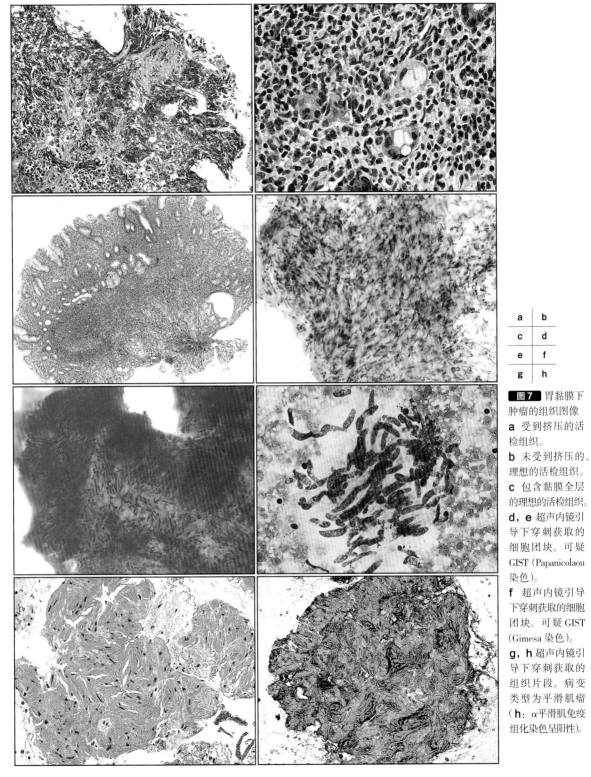

|   |   |
|---|---|
| a | b |
| c | d |
| e | f |
| g | h |

**图7** 胃黏膜下肿瘤的组织图像

**a** 受到挤压的活检组织。

**b** 未受到挤压的、理想的活检组织。

**c** 包含黏膜全层的理想的活检组织。

**d，e** 超声内镜引导下穿刺获取的细胞团块。可疑GIST（Papanicolaou染色）。

**f** 超声内镜引导下穿刺获取的细胞团块。可疑GIST（Gimesa染色）。

**g，h** 超声内镜引导下穿刺获取的组织片段。病变类型为平滑肌瘤（**h**：α平滑肌免疫组化染色呈阳性）。

为力。MALT 淋巴瘤通常是在 HE 切片上判断淋巴细胞形态以及组织构造（marginal zone pattern）的基础上，通过检测细胞的克隆性（clonity）来做出诊断的。

我们病理医生尽最大努力使用临床医生所提供的活检组织准确做出可以左右治疗方案的最终诊断，然而我们的诊断却受限于病变组织的质量以及是否采集到了足够的活检组织量。治疗前准确诊断出胃黏膜下肿瘤，需要临床医生与病理医生之间的紧密合作。另外，我们病理医生也同样要知晓免疫组化染色的作用和局限性，合理适当地使用这一手段。免疫组化结果的误判有可能会直接导致误诊（misdiagnosis），这一点是一定要牢记在心的。

# 结语

本文概述了胃黏膜下肿瘤的病理诊断以及笔者个人对于术前诊断的一些见解。希望本文能够有助于临床医生建立正确的诊疗思路。另外，在此向广大临床医生推荐本系列《临床医生也应该熟知的免疫组化染色的全部》一书，望广大临床医生惠读。

## 致谢

在执笔写作本文时，有幸得到了多位临床医生的大力相助。另外，对那些爽快答应并即刻提供了宝贵临床影像资料的各位医生也再次表示谢意！

## 参考文献

[1] 日本消化器内視鏡学会用語委員会（編）．消化器内視鏡用語集，第 3 版．医学書院，2011.

[2] 胃黏膜下腫瘍．胃と腸 1：899-956, 1966.

[3] 八尾恒良，今村健三郎，飯田三雄，他．消化管黏膜下腫瘍の診断—平滑筋腫瘍，脂肪腫を中心に．胃と腸 21：43-54, 1986.

[4] 胃黏膜下腫瘍の診断—現況と進歩．胃と腸 24：977-1061, 1989.

[5] 黏膜下腫瘍の形態を示した胃癌．胃と腸 30：737-832, 1995.

[6] 消化管の黏膜下腫瘍 2004．胃と腸 39：394-732, 2004.

[7] 海崎泰治．黏膜下腫瘍様隆起（submucosal tumor-like protrusion）．胃と腸 52：682, 2017.

[8] 赤沢喜三郎，信田重光，津田一彦，他．手術前，胃黏膜下良性腫瘍と診断し得た胃脂肪腫の治験例．消化器病の臨床 1：45-49, 1959.

[9] 信田重光，黒沢孝夫，滝田照二，他．胃黏膜下腫瘍の診断．日臨 22：113-124, 1964.

[10] 城所仿，春日井達造，村上忠重，他．座談会「黏膜下腫瘍」．胃と腸 1：943-956, 1966.

[11] 信田重光，長島金二，荒川征之，他．消化管の非上皮性腫瘍について—その臨床面よりの考察．胃と腸 10：861-875, 1975.

[12] Skandalakis JE, Gray SW, Shepard D. Smooth muscle tumors of the stomach. Int Abstr Surg 110：209-226, 1960.

[13] 南部匠，渡辺英伸，遠城寺宗知．胃の Inflammatory fibroid polyp 特にその初期病変について．福岡医誌 70：721-731, 1979.

[14] 二村聡．第 70 回マクロクイズ．病理と臨 33：71-75, 2015.

[15] 二村聡，大島孝一．消化管悪性リンパ腫の生検病理診断—鑑別診断とその注意点を中心に．胃と腸 44：875-888, 2009.

[16] 二村聡．消化管リンパ腫の病理診断—基本的事項を中心に．胃と腸 49：574-580, 2014.

**Summary**

Pathologic Diagnosis of Gastric Submucosal Tumors

Satoshi Nimura[1]

Gastric submucosal tumors are commonly encountered by pathologists, and can pose considerable problems in histopathologic diagnosis, especially small-sized biopsy specimens with artifact. The basic form of gastric submucosal tumor is defined as the semi-spheroid or spheroid tumor elevated into the lumen and covered with surrounding gastric mucosa. Gastric submucosal tumors are originated from benign or malignant lesions. In clinical practice, it may be necessary to request differentiation of benign lesions from malignant lesions. Correlation of gross pathological findings with a clinical information and results of ancillary studies, such as immunohistochemistry and genetic analysis, may be helpful in differentiating benign lesions from malignant lesions. For clinicians, it is important to bear in mind ideal tissue sampling.

[1]Department of Pathology, Faculty of Medicine, Fukuoka University, Fukuoka, Japan.

# 胃黏膜下肿瘤的 X 线诊断

丸山 保彦[1]

吉井 重人

景冈 正信

大畠 昭彦

寺井 智宏

青山 春奈

山本 晃大

星野 弘典

青山 弘幸

矢野 庄悟

村松 和哉[2]

岛村 隆浩[3]

白川 元昭

中村 利夫

甲田 贤治[4]

**要旨●**胃黏膜下肿瘤（SMT）X 线诊断可为一些在 CT 图像上显示困难的表面性状以及关于隆起的详细情况提供辅助信息，同时对于内镜图像下难以把握的病变整体以及具体位置等信息也是有效的补充手段。影像学所见由于病变起源的层面、大小、硬度、发育方向等因素会产生差异。SMT 样形态的病变可以发生在许多部位，读片时注意病变是否多发、大小、隆起、顶部凹陷等表面性状以及硬度等信息，可以在一定程度上进一步缩小鉴别诊断的范围。对于 SMT 样的上皮性肿瘤来说，要点在于查找上皮性肿瘤相关特征，这一点可以说是至关重要的。

**关键词**　胃黏膜下肿瘤　GIST　SMT 样胃癌

[1] 藤枝市立総合病院消化器内科　〒426-8677 藤枝市駿河台 4 丁目 1-11　E-mail：yasu-maruyama@hospital.fujieda.shizuoka.jp
[2] 同　放射線科
[3] 同　外科
[4] 同　病理診断科

## 前言

胃黏膜下肿瘤（submucosal tumor，SMT）样形态的病变除了真正的黏膜下肿瘤以外，还包括 SMT 样胃癌等上皮性肿瘤。胃肠道间质瘤（gastrointestinal stromal tumor，GIST）是最常见的胃黏膜下肿瘤，根据 GIST 的诊疗指南，上消化道 X 线检查有助于 GIST 的检出，MDCT（multidetector row CT）是最有效的诊断方法，可用于明确诊断。胃黏膜下肿瘤的 X 线造影可以用于观察在 CT 上显示困难的表面性状以及隆起边缘等情况，同时也可用以明确内镜下难以把握的病变整体形态以及位置关系。本文的主要内容是解读胃 SMT 以及形态类似胃 SMT 病变的 X 线造影图像，同时也分享部分相关病例。

## 外观呈胃 SMT 样形态的病变

胃 SMT 样形态病变既有来源于黏膜下组织的病变（真 SMT），也有上皮组织来源、向黏膜下层发育并呈现胃 SMT 样形态的病变。这类病变又可分为肿瘤性和非肿瘤性，详细信息请参照**表1**。

## 胃 SMT 的典型改变，读片基础知识点及注意事项

来源于黏膜下层的胃 SMT 通常呈半球形隆

**表1** 呈 SMT 样外观的病变

| | |
|---|---|
| **1.肿瘤性** | |
| 非上皮性 | 间叶系（GIST、平滑肌瘤 / 肉瘤），神经鞘瘤等<br>血管源性（血管瘤，球囊瘤，血管肉瘤，Kaposi 肉瘤）<br>其他（脂肪瘤，脂肪肉瘤，恶性淋巴瘤，恶性黑色素瘤，胃转移瘤，周围邻近脏器的直接浸润） |
| 上皮性 | 淋巴细胞浸润性髓样癌，低分化癌，黏液癌，NET，NEC，MANEC，胃底腺型胃癌，超高分化腺癌，不限组织类型的癌巢周围的纤维化以及伴有淋巴细胞浸润的癌，黏膜下异位胃腺体来源的癌，反向内生性发育的癌 |
| **2.非肿瘤性** | 黏膜下异位性胃腺体，IFP，异位胰腺，炎症（异尖线虫等），结节病，淀粉样变性 |

胃肠道间质瘤（gastrointestinal stromal tumor，GIST）；神经内分泌瘤（neuroendocrine tumor，NET）；神经内分泌癌（neuroendocrine carcinoma，NEC）；混合性腺神经内分泌癌（mixed adenoendocrine carcinoma，MANEC）；炎性纤维性息肉（inflammatory fibroid polyp，IFP）。

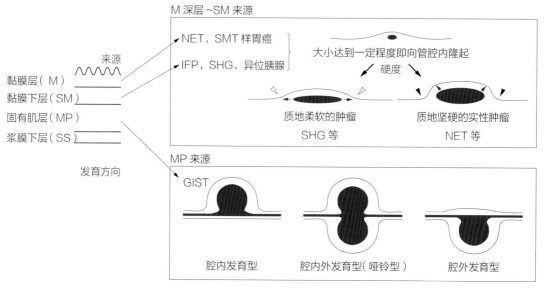

**图1** 决定胃 SMT 形态的因素

起向腔内突出，其表面性状光滑、隆起的边缘相对平缓。病变时常伴有桥样皱襞（bridging fold），尺寸增大后在隆起顶端还可观察到小凹（delle）。基于这几点基本事项，在读片时应注意 SMT 的大小、发生部位、是否多发以及硬度等情况。病变的硬度可通过调整空气量以及压迫后病变变形的程度来进行判断。这些特征是 SMT 与后边将会提到的类似 SMT 病变相鉴别的重要判断依据。

在某些部位发生的病变需要与胃的外压性改变相鉴别。其中结肠外压为最常见的外压性改变，病变的可移动性以及肠道内的气体都可以在影像上作为诊断的参考依据。胰腺以及包括肾脏在内的腹膜后器官压迫胃壁会形成一个范围较大、边界不清晰、平缓的隆起样改变。

# 决定胃 SMT 的 X 线影像学特征的因素

胃 SMT 的基本情况在前文中已做过概述，实际工作中所见到的胃 SMT 影像学表现却是多种多样的。决定这些影像学表现的包括肿瘤起源的层面、肿瘤的大小、硬度以及发育方向等因素（**图1**）。

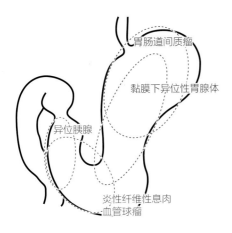

**图2** 胃内 SMT 样形态病变的好发部位

来源于黏膜深层及黏膜下层的肿瘤只要不浸润肌层便会向管腔内（黏膜侧）发育、形成一个平缓的隆起。在肿瘤体积还比较小时隆起并不是那么明显，肿瘤增大后硬度会随之改变，隆起的边缘也会随之发生变化。像神经内分泌瘤（neuroendocrine tumor，NET），这类的病变，内部较为充实，质地也偏硬，隆起的边缘通常会比较明显。而像异位性胃腺体（submucosal heterotopic gland，SHG）这类的病变质地较柔软，大多呈横向侧方发育，向管腔内突出的高度偏低。

另一方面，来源于肌层的 GIST 的影像学表现则会随着发育方向的不同而改变。也就是说，会在腔内发育型和腔内外发育型（哑铃型）腔内见到隆起样改变，而腔外发育型中则很少见到这种改变。X 线图像上代表肿瘤肿块结构（Mass effect）的空白空间（Blank space）识别困难，

有赖于在 CT 图像上来进行评估。

# 与呈 SMT 样改变病变的鉴别

对于呈 SMT 样改变的病变在读片时应注意以下几点：病变的发生部位、是否多发、隆起边缘、大小、顶部凹陷等表面性状以及病变的硬度。

关于发生部位，GIST 好发于胃体部~贲门部至胃底穹窿部，SHG 好发于萎缩的背景黏膜，多见于胃体部。IFP 及球囊（glomus）肿瘤则好发于胃窦部。**图2** 显示了 SMT 样病变的典型好发部位。易多发的病变包括 SHG、恶性淋巴瘤、转移性胃肿瘤以及伴有自身免疫性胃炎的 NET。关于隆起边缘，体积较小的但边缘却呈骤然隆起的肿瘤，要考虑来源于黏膜深层或黏膜下层等较浅层面的病变，例如 NET 或 SMT 样胃癌。关于表面性状，SMT 通常表面较为平滑、呈穹顶（dome）样，表面见到多结节融合时要考虑上皮性肿瘤的可能性。但是多结节状的 GIST 也时常可见。肿瘤表面的糜烂、溃疡增大后即可形成小凹（delle）。小于 2cm 的 GIST 一般是不会见到表面 delle 的，因此小于 2cm 且表面伴有 delle 的病变要考虑上皮性肿瘤的可能性。GIST 的 delle 是由于肿瘤中心部的缺血所导致的坏死与黏膜表面相通后形成的。因此，delle 的位置要比黏膜表面的缺损更深，深部的组织缺损一般来说要偏大一些。delle 形成与肿瘤的边缘不整、体积增大等都是提示恶性 GIST 的征象。

另一方面，SMT 样上皮性肿瘤表面的糜烂、

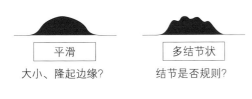

| 平滑 | 多结节状 | 小凹（delle） | 不规则型凹陷 |
|---|---|---|---|
| 大小、隆起边缘？ | 结节是否规则？ | 开口部边界是否平滑？<br>凹陷的深度是否大于开口部的直径？ | 凹陷的边界线在哪？<br>是否多发？<br>是否表面糜烂？<br>是否位于隆起正中心位置？ |
| GIST 等 | SMT 样上皮性肿瘤<br>GIST | GIST 等 | SMT 样上皮性肿瘤 |

**图3** 胃 SMT 样形态病变的表面性状

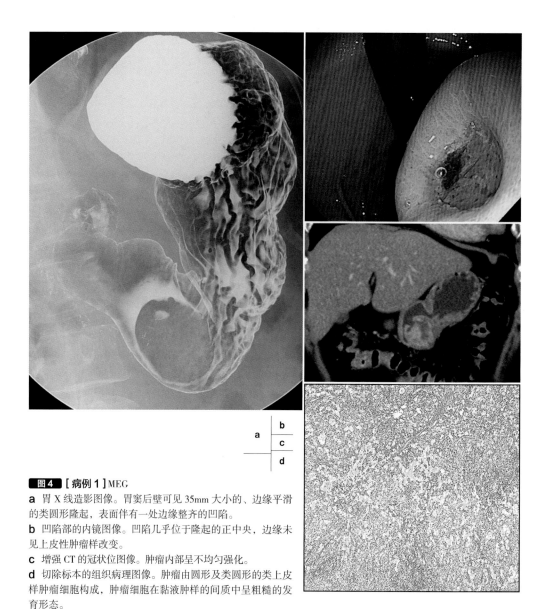

**图4** ［病例1］MEG

**a** 胃 X 线造影图像。胃窦后壁可见 35mm 大小的、边缘平滑的类圆形隆起，表面伴有一处边缘整齐的凹陷。

**b** 凹陷部的内镜图像。凹陷几乎位于隆起的正中央，边缘未见上皮性肿瘤样改变。

**c** 增强 CT 的冠状位图像。肿瘤内部呈不均匀强化。

**d** 切除标本的组织病理图像。肿瘤由圆形及类圆形的类上皮样肿瘤细胞构成，肿瘤细胞在黏液肿样的间质中呈粗糙的发育形态。

溃疡相比 SMT 的 delle 位置要更浅一些，隆起常位于正中心偏外的位置并且大多数为多发（**图3**）。关于硬度，质地较软的肿瘤包括血管源性肿瘤，脂肪瘤，富含囊泡、液体成分的囊肿以及淋巴管瘤。滨田等指出，呈桥样皱襞（bridging fold）外观的病变但中心凹陷边缘可观察到黏膜皱襞也可以作为提示 SMT 样上皮性肿瘤的征象。

## 病例

［**病例1**］50 多岁，女性，髓样上皮样 GIST

（MEG）因主诉黑便就诊。X 线造影检查可见胃窦部后壁 35mm 大小的、边缘平滑的类圆形隆起，病变顶部边缘齐整，中心部伴有凹陷（**图4a**）。内镜图像上，凹陷边缘与上皮性肿瘤的特征不符（**图4b**）。增强 CT 的冠状位图像上，肿瘤内部呈不均匀强化（**图4c**）。

组织图像上，肿瘤由圆形及类圆形的肿瘤样细胞构成，黏液肿样间质当中呈较为粗糙的发育形态，考虑为髓样上皮样 GIST（MEG）（**图4d**）。c-kit、CD34 免疫组化染色为阴性，PDGFRA 免

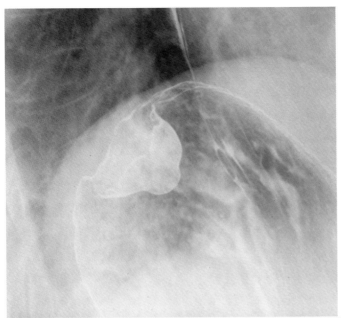

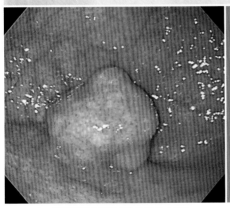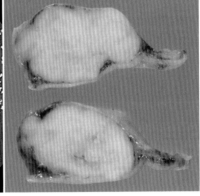

**图5** [病例2]多结节GIST

a 胃底穹窿部的气钡双重造影图像。可见一直径约30mm大小的多结节融合的隆起性病变。

b 内镜图像。表面覆盖正常黏膜的多结节SMT。

c 病理大体标本图像。肿瘤与固有肌层相连，可见多个白色调结节相互融合。

〔マクロ像は静岡県立総合病院消化管内科 大野和也先生のご厚意による〕

疫组化染色为强阳性。在与之前报道的不同位点发现了*PDGFRA*的突变（外显子18突变：D842_H845del、D846N）。GIST通常由密集排列的纺锤样肿瘤细胞构成，c-kit免疫组化染色呈阳性，而MEG的c-kit免疫组化染色则呈阴性或弱阳性，间质呈黏液肿样，肿瘤细胞排列相对稀疏为其特征。肥大细胞浸润提示与*PDGFRA*基因变异高度相关，考虑为GIST的亚型。

[病例2] 50多岁，女性，多结节GIST。

气钡双重造影图像上可见胃内30mm、边缘平滑的隆起性病变（**图5a**）。隆起为多个结节融合的形态。内镜检查可见一多结节样的SMT（**图5b**）。

病理标本上可见肿瘤与固有肌层相连，并可见多个白色调的结节相互融合（**图5c**）。体积较小的GIST大多外形呈平滑的穹顶（dome）

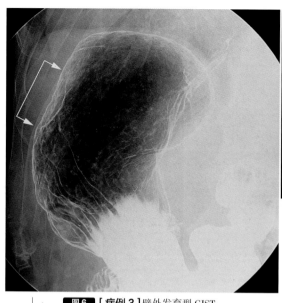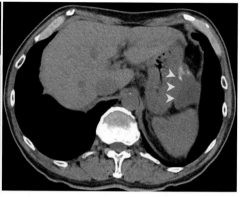

**图6** [**病例3**] 壁外发育型 GIST
**a** 俯卧半立位气钡双重造影图像。胃体大弯上段可见轻度外压改变（箭头）。
**b** CT 横断面图像。肿瘤紧邻胃体大弯（箭头）。

```
a │ b
```

样，而病变体积增大后则会呈现多结节融合的外观。

[**病例3**] 70 多岁，男性，壁外发育型 GIST。

俯卧半立位的气钡双重造影图像上可见胃体大弯侧上端扁平的外压性改变（**图6a**）。从这张图像上难以判断是脾脏的压迫还是胃内有 SMT 存在。CT 断层图像上可见一紧邻胃大弯侧的肿瘤（**图6b**）。

手术切除标本病理检查诊断为 GIST。肿瘤的最大径约 70mm，与胃连接的部分约 13mm。即便是 GIST，壁外发育型的病变在 X 线上诊断也有一定的困难。

[**病例4**] 40 多岁，男性，胃 NET（G1）。

半卧位的第 2 斜位气钡双重造影图像上可见胃体小弯下段 15mm 的隆起性病变（**图7a**）。隆起的边缘陡峭，与周围组织界线不甚清晰，大体上呈内部充实、坚硬的黏膜下肿瘤样外观。隆起上存留较浅淡的钡斑（**图7b**）。内镜图像上，隆起的边缘被正常胃黏膜覆盖，隆起顶部伴有多处糜烂（**图7c**）。隆起的肩部局部可观察到扩张的血管。

切除标本的组织病理诊断为胃 NET（G1）（**图7d**）。本病例为一 Type3（散发）型的胃 NET。NET 于黏膜肌层的正上方发生，随后形成质地坚硬、内部充实的肿瘤。一般来说，尽管 SMT 样隆起体积较小但隆起边缘却较为陡峭，这提示病变有可能是黏膜下浅层来源的、内部比较紧实且质地较硬的肿瘤。

[**病例5**] 60 多岁，男性，胃套状细胞淋巴瘤（mantle cell lymphoma，MCL）。

在气钡双重造影立位图像上，于胃体大弯上段至胃底穹窿部后壁附近部位可清晰地描出一双驼峰样充盈缺损（**图8a**）。隆起表面光滑，中间可见钡剂存留。第 1 斜位图像上可从正面观察病变，隆起上的凹陷为沟状，其表面黏膜的小区结构（area）呈较周围黏膜更加细微并且伴有细小的凹凸改变（**图8b**）。内镜检查所见，胃体上段靛胭脂染色后镜头直视观察可见肿瘤表面由非肿瘤性上皮覆盖，同时可见散在小糜烂灶、病变中央呈沟状凹陷。凹陷周围未见明确的上皮样肿瘤改变（**图8c**）。

活检组织可见异型小淋巴细胞，Cyclin D1、

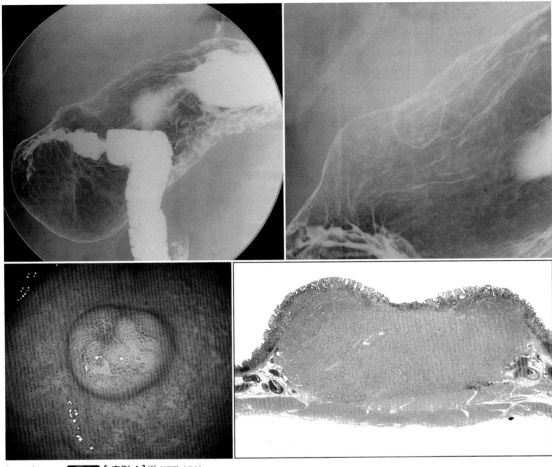

| a | b |
| c | d |

**图7** [病例4]胃 NET（G1）

　a　半卧第 2 斜位气钡双重造影图像。胃体小弯下段可见一直径约 15mm 大小的隆起性病变。

　b　隆起的边缘较为陡峭，与周围的边界不甚清晰，隆起表面可见少量钡剂存留。

　c　内镜图像。隆起的侧面由正常黏膜覆盖，隆起的肩部局部可见扩张血管，顶部可观察到多处糜烂灶。

　d　切除标本的放大图像。肿瘤主体位于黏膜下层，内部充实、呈膨胀性发育。

CD20、CD5 免疫组化染色均为阳性，病理诊断为 MCL。淋巴瘤通常在内镜图像上呈现质地柔软的 SMT 样外观，表面易形成糜烂、溃疡，典型的病例表现为具有特征性的耳郭样外观。本病例的黏膜缺损区域为沟状，溃疡面较窄，并非典型的耳郭样外观，但遍布隆起表面的多发微小糜烂灶在 GIST 中一般是见不到的。

[病例6] 70 多岁，女性，SMT 样胃癌（gastric cancer with lymphoid stroma，伴有淋巴细胞浸润的胃癌）。

立位第 2 斜位的气钡双重造影图像上，胃体小弯上段可见一轮廓光滑的、平缓隆起病变的侧面像（**图9a**）。隆起顶部可见一星芒状凹陷。半立位第 2 斜位图像上，钡剂流向小弯侧后描出隆起的正面像（**图9b**）。隆起从口侧到后壁侧到边界不清晰，但正面像包括侧面像上可以清晰地观察到形态不规则的凹陷。凹陷处可见较多量的钡剂存留。钡剂稀释后可见病变凹陷内部从口侧延续到肛侧的微小隆起。翻转内镜观察，不规则形凹陷自肛侧到前壁外侧的周围隆起黏膜像是由非肿瘤上皮覆盖的 SMT 样隆起，但凹陷的边缘却是锯齿状的，可明确观察到内部伴有岛屿样结构（insel）的上皮性肿瘤特征（**图9c**）。

**图9d** 显示的是该病变切除标本中包含凹陷

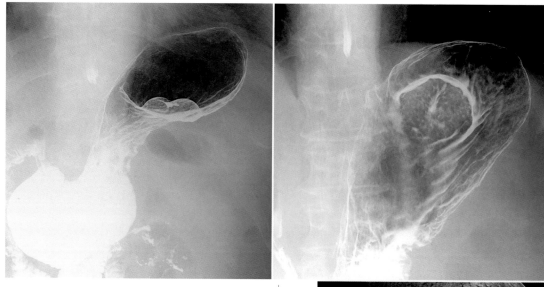

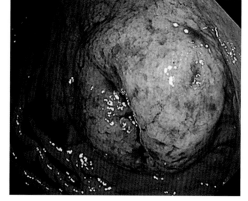

a | b
  | c

**图8** [**病例5**] 胃 MCL（病例提供：公立陶生病院消化内科 黑岩正宪医生）

**a** 胃 X 线造影立位正面图像。胃体上段～胃底穹窿部大弯侧，可见一双驼峰样、表面平滑的隆起。
**b** 立位第 1 斜位图像。隆起上的凹陷为沟状，其表面黏膜的小区结构（area）呈较周围黏膜更加细微并且伴有细小的凹凸改变。
**c** 胃体上段鞍部靛胭脂染色后内镜下直视观察可见肿瘤表面由非肿瘤性上皮覆盖，同时可见散在小糜烂灶、病变中央呈沟状凹陷。

部分的组织切片放大图像。肿瘤为块状，位于黏膜下层，内部较为充实。凹陷部分可见露出表面的癌细胞，而隆起部分表面则覆盖的是正常黏膜上皮。组织学图像上可见呈髓样发育且伴有淋巴细胞浸润（lymphoid stroma）的低分化胃癌浸润到了固有肌层。伴有淋巴细胞浸润的胃癌大多发生于胃体的口侧端（胃体上段或胃底），并且经常呈现 SMT 样外观，是一类需要与 SMT 样胃癌相鉴别的病变。

[**病例7**] 70 多岁男性，与 SMT 难以鉴别的胃癌。

仰卧位的正面气钡双重造影图像上，可见一处以胃角为中心、自胃体小弯下段延伸至胃窦小弯的隆起性病变，表面伴有一深凹陷（**图10a**）。

隆起的轮廓由数个线条构成，看上去似乎像是有多处隆起。俯卧位的充盈像上可见表面的凹陷位于隆起中心部更偏向肛侧的部位（**图10b**），从形态上来看尽管凹陷的开口部很小但其内部却很深，与 SMT 的 delle 相鉴别较难。内镜图像上可见胃窦前壁一处由正常黏膜覆盖的形态不均一的隆起性病变（**图10c**）。位于隆起表面偏肛侧凹陷的开口部边界较为平滑，与上皮性肿瘤的改变不甚相符（**图10d**）。该处可见少量水分存留，NBI（narrow band imaging）放大观察可见凹陷底部白苔覆着，周围上皮呈血管密集的细小绒毛（villi）样改变（**图10e**）。由于该病变位于切线位，很难再进一步详细观察。

将远端胃手术切除后，切除标本的组织病

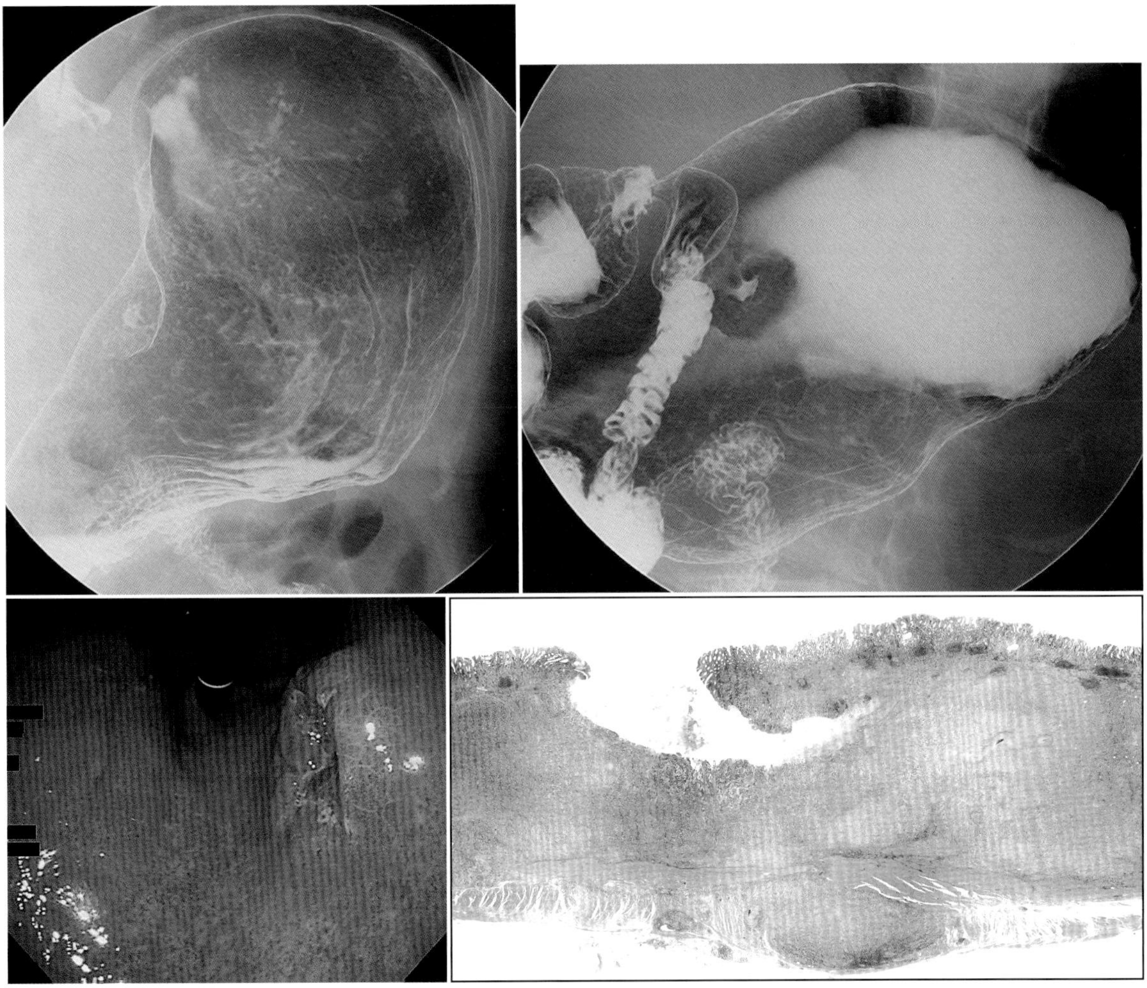

a b
c d

**图9** ［**病例6**］胃 SMT 样癌（gastric cancer with lymphoid stroma）

**a** 胃 X 线造影立位第 2 斜位图像。胃体小弯上段可“描绘”出一直径约 25mm 大小的、表面轮廓平滑的隆起性病变的侧面像。隆起顶部伴有不规则凹陷。

**b** 胃 X 线造影半立位第 2 斜位图像。隆起可从正面进行观察。凹陷面正中心可见较多量的钡剂存留，自前壁延伸至肛侧的部分于凹陷内部可见小隆起，钡剂存留较少。

**c** 翻转内镜观察，不规则形凹陷自肛侧到前壁外侧的周围隆起黏膜像是由非肿瘤上皮覆盖的 SMT 样隆起，但凹陷的边缘却是锯齿状的，可明确观察到内部伴有岛屿样结构（insel）的上皮性肿瘤特征。

**d** 切除标本中包含凹陷部分的组织切片放大图像。癌细胞局限在凹陷部分内、部分露出表面。病变呈髓样发育且伴有淋巴细胞浸润（lymphoid stroma）。

理图像上可见浸润到浆膜下层的中 ~ 高分化管状腺癌。胃腔内，肿瘤表面的大部分由正常上皮覆盖，肿瘤露出的部位局限于凹陷的侧面与底部的一小部分（**图 10f**）。

［**病例 8**］60 多岁，男性，炎性纤维性息肉（inflammatory fibroid polyp，IFP）。

7 年前曾发现胃窦部隆起。2 年前的胃 X 线造影上可见隆起表面上伴有微小凹陷，大体形态较前无明显变化（**图 11a**）。隆起病变的侧方边缘为正常黏膜上皮、可见轻度的皱褶，隆起顶部发红并可见表面呈轻度凹凸不平（**图 11b**）。1 年前，胃内其他部位发生溃疡并接受幽门螺旋杆菌（*Helicobacter pylori*，*H. pylori*）除菌治疗。随后隆起病变的中央出现凹陷。**图 12a** 为除菌后的 X 线造影图像。内镜图像上，隆起表面的凹陷范围较广并且比较表浅，中心部变深，未见明

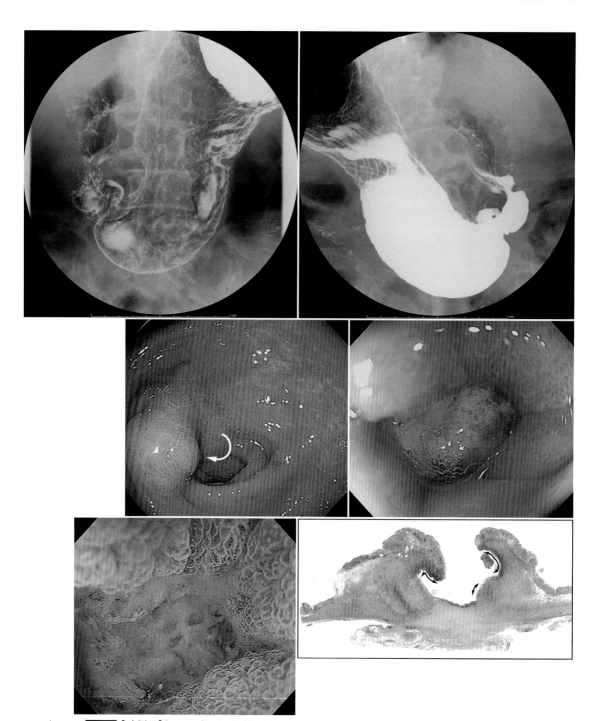

**图10** ［病例7］与 SMT 难以相鉴别的胃癌

| a | b |
|---|---|
| c | d |
| e | f |

**a** 仰卧位的正面气钡双重造影图像上，可见一处以胃角为中心、自胃体小弯下段延伸至胃窦小弯的隆起性病变，表面伴有一深凹陷。

**b** 俯卧位的充盈像上可见表面的凹陷位于隆起中心部更偏向肛侧的部位。从形态上来看尽管凹陷的开口部很小但其内部却很深，与 SMT 的 delle 相鉴别较难。

**c** 内镜图像上可见胃窦前壁一处由正常黏膜覆盖的形态不均一的隆起性病变，白色箭头所示的是位于隆起表面偏肛侧的凹陷。

**d** 凹陷部的常规内镜图像。位于隆起表面偏肛侧凹陷的开口部边界较为平滑，与上皮性肿瘤的改变不甚相符。

**e** 凹陷部的 NBI 放大观察图像。可见凹陷底部白苔覆着，周围上皮呈血管密集的细小绒毛（villi）样改变。

**f** 切除标本的组织病理放大图像。肿瘤表面的大部分由正常上皮覆盖，肿瘤露出的部位局限于凹陷的侧面与底部的一小部分（黑色箭头）。

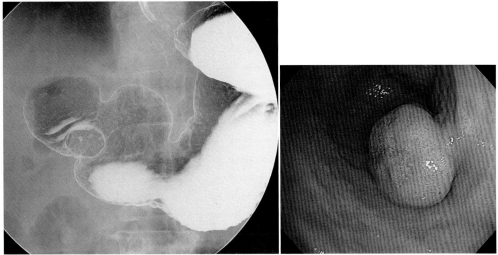

**图11**[病例8]幽门螺旋杆菌除菌前的 IFP

**a** 幽门螺旋杆菌除菌前的胃 X 线造影图像。胃窦部可见一类圆形、边缘平滑的隆起，表面伴有小糜烂。

**b** 幽门螺旋杆菌除菌前的内镜图像。隆起病变的侧方边缘为正常黏膜上皮、可见轻度的皱褶，隆起顶部发红并可见表面呈轻度凹凸不平。

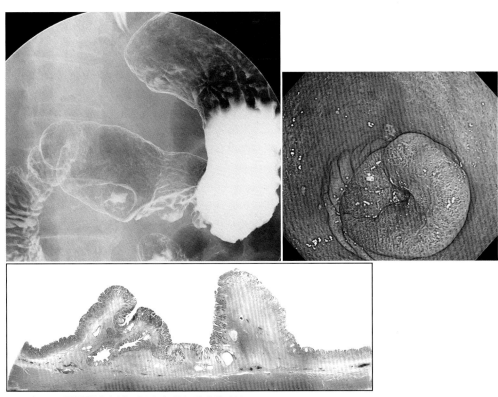

**图12**[病例8]幽门螺旋杆菌除菌后的 IFP

**a** 幽门螺旋杆菌除菌后的胃 X 线造影图像。隆起中央出现一处深凹陷。

**b** 幽门螺旋杆菌除菌后的内镜图像。顶端的凹陷表浅、范围广、凹陷中心部变深。

**c** 病理组织图像。黏膜下层可见成纤维细胞、小血管以及结缔组织的增生。

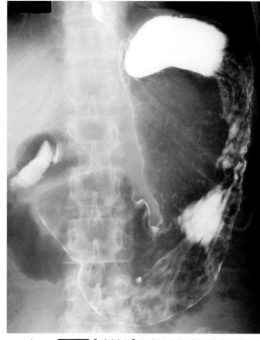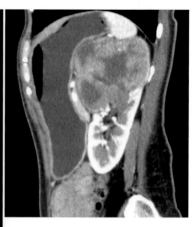

**图13** [病例9] 腹膜后由肾癌导致的胃外压改变
**a** 仰卧位气钡双重造影图像上，可见自胃体上段延伸至胃体下段的广范围、边界不清的钡剂受挤压改变。
**b** CT矢状位图像上可见来源于左肾上极的肿瘤压迫胃后壁。

显的分界线（demarcation line），活检也无法证明病变是癌（**图12b**）。经过观察过程中发现病变有明显的形态改变，无法完全否定恶性病变的可能性，遂予以外科手术将远端胃切除。

切除标本病理组织图像上可见成纤维细胞以及小血管，同时可见结缔组织增生。诊断为IFP（**图12c**）。

IFP好发于胃窦部，早期的形态类似SMT样、顶端易出现凹陷，在不同的阶段会呈现各种各样不同的形态。类似本病例的幽门螺旋杆菌除菌前后的形态变化之前也曾有过报道。有关IFP的更详细内容，请参考本书中由中小泽医生执笔的论文。

[**病例9**] 40多岁，女性，腹膜后由肾癌导致的胃外压改变。

仰卧位气钡双重造影图像上，可见自胃体上段延伸至胃体下段的广范围、边界不清的钡剂受挤压改变（**图13a**）。CT矢状位图像上可见来源于左肾上极的肿瘤压迫胃后壁（**图13b**）。来自胃壁外的外压影呈广范围的、边界不清晰的平缓隆起，外压部位随着体位变化是其特征性的改变。

## 结语

呈SMT样形态的病变有很多种类，读片时注意病变的发生部位、是否为多发、隆起边缘、大小、顶部凹陷等表面性状以及病变的硬度，就可以在一定程度上锁定鉴别诊断的范围。临床上最常见的GIST要注意病变是否有恶性倾向，鉴别诊断呈SMT样外观的上皮性肿瘤时要注意重点寻找上皮性肿瘤的构成要素。

**参考文献**
[1] 丸山保彦. 黏膜下腫瘍（SMT）様の形態を呈する癌, 目で見る用語集, Gastropedia https://gastro.igaku-shoin.co.jp/article/show/cancer_resembling_submucosal_tumor（2017年6月30日现在）.

[2] 日本癌治療学会，日本胃癌学会，GIST 研究会 (編). GIST 診療ガイドライン，第 3 版. 金原出版，2014.

[3] 上堂文也，飯石浩康，石黒信吾，他. 黏膜下腫瘍様の形態を呈し術前診断が困難であった胃粘液癌の 1 例. 胃と腸 38: 1557-1561, 2003.

[4] 浜田勉，近藤健司，北條裕美子，他. 消化管黏膜下腫瘍の X 線診断―上部消化管. 胃と腸 39: 413-428, 2004.

[5] Tajima S, Ohata A, Koda K, et al. Myxoid epithelioid gastrointestinal stromal tumor harboring an unreported PDGFRA mutation: report of a case and review of the literature. Int J Clin Exp Pathol 8: 5821-5829, 2015.

[6] Sakurai S, Hasegawa T, Sakuma Y, et al. Myxoid epithelioid gastrointestinal stromal tumor (GIST) with mast cell infiltrations: a subtype of GIST with mutations of platelet-derived growth factor receptor alpha gene. Hum Pathol 35: 1223-1230, 2004.

[7] Mitsui Y, Kagemoto K, Itagaki T, et al. Gastric inflammatory fibroid polyp morphologically changed by *Helicobacter pylori* eradication. Clin J Gastroenterol 8: 77-81, 2015.

## Summary

Radiological Diagnosis of Gastric Submucosal Tumors

Yasuhiko Maruyama[1], Shigeto Yoshii,
Masanobu Kageoka, Akihiko Ohata,
Tomohiro Terai, Haruna Aoyama,
Kodai Yamamoto, Hironori Hoshino,
Hiroyuki Aoyama, Shogo Yano,
Kazuya Muramatsu[2], Takahiro Shimamura[3],
Motoaki Shirakawa, Toshio Nakamura,
Kenji Koda[4]

The importance of radiological examination in the diagnosis of gastric SMTs (submucosal tumors) are highly-detailed observation of the mucosal surface pattern and rising shoulder, which are difficult to evaluate using computed tomography examination, along with recognition of the whole overview and positional relationships in the stomach, which is difficult to grasp via endoscopic study. Radiological findings differ depending on the layer of origin, size, the degree of hardness, and the direction of tumor growth. A variety of these lesions show an SMT-like appearance. Differential diagnosis of these lesions requires precise observation of the location, multiplicity, rising shoulder, size, depression, and the hardness of the tumor. Such findings from mucosal tumors are important in the diagnosis of SMT resembling mucosal tumors.

[1] Department of Gastroenterology, Fujieda Municipal General Hospital, Fujieda, Japan.
[2] Department of Radiology, Fujieda Municipal General Hospital, Fujieda, Japan.
[3] Department of Surgery, Fujieda Municipal General Hospital, Fujieda, Japan.
[4] Department of Pathology, Fujieda Municipal General Hospital, Fujieda, Japan.

# 胃黏膜下肿瘤的常规内镜、超声内镜诊断

岩城 智之[1]

平泽 大

长南 明道

井上 薪

田中 一平

名和田 义高

五十岚 公洋

前田 有纪

铃木 宪次郎

奥园 徹

山冈 肇

松田 知己

中堀 昌人

[1] 仙台厚生病院消化器内科　〒980-0873 仙台市青葉区広瀬町 4-15

**摘要●**胃黏膜下肿瘤大多是在胃镜检查时被偶然发现的，其中包括平滑肌瘤、GIST 等间叶系肿瘤以及脂肪瘤、囊性变等多种病变。内镜检查发现黏膜下肿瘤样隆起时，应首先排除壁外压迫的可能，随后观察肿物的形状、部位、大小、色调、硬度，是否合并凹陷、溃疡，单发或多发。在常规内镜下将病变进行初步鉴别诊断后再实施 EUS。在 EUS 下注意观察病变的回声强度以及回声特点。

**关键词**　EUS　SMT　GIST　NET

## 序言

根据《消化器内镜用语集》中的定义，黏膜下肿瘤（submucosal tumor，SMT）为一类"存在于黏膜深部、将黏膜层向上方顶起的壁内病变的总称"，所指代的未必都是肿瘤性病变。这一概念同时也包括异位生长的胰腺组织及异位胰腺，炎症性的炎性纤维性息肉（inflammatory fibroid polyp，IFP）以及上皮性的 NET（neuroendocrine tumor，即胃类癌 carcinoid）等病变。

SMT 在日常临床工作中会时常遇到，其主体位于黏膜下，这点与上皮性病变不同，因此其表面被非肿瘤性的黏膜所覆盖。由于 SMT 位于黏膜下，加之其多种多样的组织类型，常规内镜下大多难以给出确切诊断，触诊和超声内镜（endoscopic ultrasonography，EUS）检查有助于病变的诊断。本文中将会概述一些这类病变的内镜下以及 EUS 的诊断原则。

## 胃 SMT 的流行病学

胃 SMT 中以 GIST（gastrointestinal stromal tumor）、平滑肌瘤以及异位胰腺较为多见，其次是脂肪瘤和 NET。然而，在日常临床工作中，对于大多数的胃穹窿部 1cm 以下的病变都采取的是经过观察策略，这些病变并未经过组织病理学证实，从总体上推测良性肿瘤的比例还是要更高一些。

## 常规内镜诊断

SMT 通常没有临床症状，大多都是在胃镜检查中被偶然发现的。SMT 在常规内镜下有这样几个特征：①隆起边缘相对平滑、边界不清

| 表1 | 各种 SMT 的特征 | | | | | |
|---|---|---|---|---|---|---|
| | | 好发部位 | 形态 | 触诊 | 主体 | 回声强度 | 回声特点 |

| | | 好发部位 | 形态 | 触诊 | 主体 | 回声强度 | 回声特点 |
|---|---|---|---|---|---|---|---|
| 1 | 间叶系肿瘤 | 胃体部 | 边缘陡峭~平缓 | 硬、有弹性 | 第4层 | 低 | 良性，均一 |
| 2 | 异位胰腺 | 胃窦部 | 边缘平缓 | 偏软 | 第3~4层 | 低 | 均一 |
| 3 | 脂肪瘤 | 胃窦部 | 边缘平缓、黄色调 | 软 | 第3层 | 高 | 均一 |
| 4 | NET | 胃体部 | 半球状 | 硬、有弹性 | 第2~3层 | 低 | 均一 |
| 5 | IFP | 胃窦部 | 有蒂~亚蒂阴茎龟头样 | 硬、有弹性 | 第2~3层 | 低 | 均一 |
| 6 | glomus 肿瘤 | 胃窦部 | 边缘平缓 | 软 | 第4层 | 高 | 不均一 |
| 7 | 血管瘤 | — | 边缘平缓 | 软 | 第2~3层 | 等~高 | 不均一 |
| 8 | 外压改变 | — | 边缘平缓 | 软 | 胃壁外 | 无 | 均一 |

NET: neuroendocrine tumor; IFP: inflammatory fibroid polyp.

晰，②表面被与周围黏膜相同的非肿瘤黏膜覆盖，③有时可见 bridging fold。

内镜检查中见到上述几种形态学特征时，应首先鉴别是壁外的压迫所致还是确实有胃 SMT 存在。有报告称上消化道的 SMT 样隆起有大约 30% 都是因外压改变。胃有可能受到来自肠管、肝脏、脾脏以及胰腺的压迫。特别是肠管对于胃体大弯的压迫以及肝囊肿对于胃体部~胃穹窿部的压迫相对比较常见（**图 1a**）。内镜检查过程中通过观察病变是否有蠕动性变化、变换体位以及调整空气量，从而观察肿瘤的形态、大小是否会随之发生变化，这有助于将 SMT 与壁外病变进行鉴别。

进一步确诊病变有赖于观察病变的形状与部位、大小、色调，表面有无凹陷及溃疡形成，硬度，单发 / 多发。不同种类的 SMT 有其各自的好发部位，GIST 好发于 U、M 区域，异位胰腺好发于胃窦部，胃 NET 则多见于胃底腺区域。关于色调，黄色调，要考虑脂肪瘤或 NET 的可能性。关于硬度，使用活检钳可以明确坐垫征（cushion sign）是否阳性以及病变是否具有可移动性。如肿瘤质地偏软，要考虑淋巴管瘤、囊肿等液体潴留的病变或者是脂肪瘤。从单发 / 多发这一点来判断，转移性肿瘤及 NET 大多情况下是多发的，这一点也有助于病变的鉴别诊断。观察到大于 3cm 的病变、外形呈多结节状、表面伴有不规则凹陷或溃疡等恶性征象时要格外予以重视（**表 1**）。

# EUS 诊断

EUS 可大致分为使用专用超声内镜（即大超声，译者注）以及通过常规内镜的工作孔道送入细径微小超声探头（即小超声，译者注）这两种方法。EUS 专用内镜的前端配备有超声探头，根据使用部位和用途的不同可分为 radial 型、compax 型以及 linear 型 3 种类型。一般来说，radial 型大多用于消化道肿瘤的诊断，而 compax 型和 linear 型则大多用于超声内镜引导下细针穿刺活检（endoscopic ultrasound-guided fine needle aspiration, ultrasound, EUS-FNA）。对于观察体积较大、较厚的病变来说，EUS 专用内镜在病变深部的回声衰减较少，具有一定优势。然而，使用 EUS 专用内镜很难做到一边在内镜图像下识别病变一边实施超声检查，相比较而言细径超声探头反倒是对小型病变具有一定的优势。一般来说，15mm 以下的小病变较适宜选择用小超声探头来进行检查。根据不同的病变类型，选择使用 EUS 专用内镜还是细径超声探头来进行检查是 EUS 检查的一大要点。

如前文所述，一般是在常规内镜下对胃

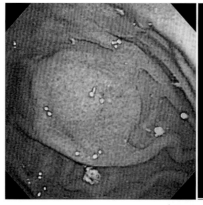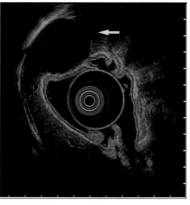

a | b

**图1** 肝囊肿
**a** 常规内镜图像。胃穹窿部表面平滑的、拳头大小的 SMT 样隆起。
**b** EUS 图像。胃壁 5 层结构以外来源的肝左叶无回声区域（囊肿）压迫胃壁。

SMT 行初步鉴别诊断后再实施 EUS 检查。创造良好的观察条件对于观察效果来说是至关重要的。内镜插入后首先要适度清洗消化道，吸引并除去残留的黏液。特别是消化道的 EUS，一般都是在脱气泡充水的条件下进行检查的，一旦有多余的黏液或胃液残留，将会使胃内液体变得混浊。另外，还会在超声图像上造成伪影，无法清晰地观察病变，因此检查时应尽可能地洗净、除去胃内黏液，这一点需牢记在心。超声观察胃内病变时，有时十二指肠内的气体会反流到胃内，因此检查之前也应尽可能地吸引十二指肠内的空气。这些步骤完成后再注入脱气泡水，实施 EUS 观察。

EUS 检查过程中，应观察肿瘤的主体位于哪一层面，并且注意观察肿瘤的回声强度和回声特点。正常的胃壁在 EUS 图像下显示胃 5 层结构。首先确认病变周边的 5 层正常结构，以鉴别病变是壁内的病变还是来自壁外的外压性改变（**图1b**）。如确认病变为壁内来源，随后应观察病变的主体位于哪一层面。

不同类型肿瘤的主体位也不尽相同，第 3 层来源的病变包括脂肪瘤、淋巴管瘤、纤维瘤以及异位胰腺等。NET 的主体位于第 2 层深层～第 3 层浅层，EUS 下为低回声的肿瘤。异位胰腺大多位于胃窦部、体积较小，来源于胃壁的第 3 层，但也有部分位于胃体的异位胰腺的主体跨越第 3 层与第 4 层胃壁之间。主体位于第 4 层的病变包括 GIST、平滑肌瘤、神经鞘瘤等。

从病变内部回声强度、回声特点来看，脂肪瘤与血管球瘤为高回声肿瘤。异位胰腺、平滑肌瘤、GIST、NET、淋巴瘤等在 EUS 上均为低回声病变，囊肿及淋巴管瘤等囊性病变则为无回声病变。内部回声不均一，则要考虑恶性病变的可能性。

## 各种 SMT 的特征

### 1. 间叶系肿瘤（GIST、平滑肌瘤、神经鞘瘤等，图2）

日本癌治疗学会于 2009 年发布了《GIST 诊疗指南》，并于 2014 年发布了修订版。根据这一指南，内镜下观察到以下征象要怀疑恶性病变的可能性：①溃疡形成；②边缘不规则；③肿瘤有增大倾向。发现这 3 种镜下表现时应进行内镜下精查，通过 EUS-FNA 等活检方法确诊 GIST 后，无论肿瘤的大小均可作为切除的对象。

GIST 在 EUS 图像上表现为主体位于第 4 层的低～等回声肿瘤（**图2b**）。仅凭借 EUS 图像将 GIST 与平滑肌瘤及其他间叶系肿瘤相鉴别是较为困难的，长南等指出，平滑肌瘤内部为均一、低回声，而病变内部混杂有高回声或无回声区域即提示恶性病变的可能性较高，即内部不均一回声为提示恶性病变的特征性改变。怀疑恶性病变时，应进行包括 EUS-FNA 在内的组织活检，通过免疫病理学评估来达到最终诊断。黏膜

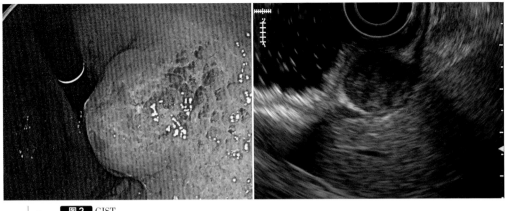

图2 GIST
a 常规内镜图像。胃体小弯上部的 20mm 大小的 SMT。
b EUS 图像。可见与第 4 层相连的内部呈不均一低回声的肿瘤。

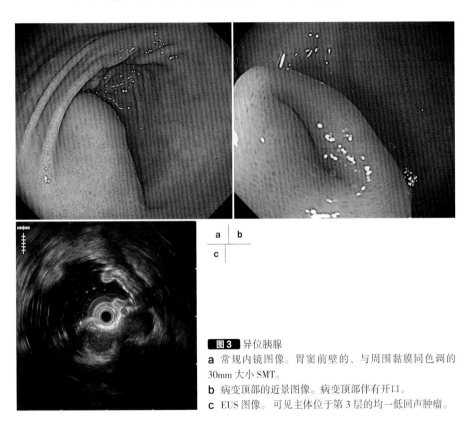

图3 异位胰腺
a 常规内镜图像。胃窦前壁的、与周围黏膜同色调的
30mm 大小 SMT。
b 病变顶部的近景图像。病变顶部伴有开口。
c EUS 图像。可见主体位于第 3 层的均一低回声肿瘤。

肌层来源的 GIST 相对少见，其主体位于第 2 层浅层～第 3 层深层，这一点应当引起注意。

## 2. 异位胰腺（图3）

该类病变常见于胃窦部，常规内镜下表现为半球形～平坦型的黏膜下隆起，触诊质软，顶部大多伴有开口（图3a、b）。

EUS 图像上，异位胰腺表现为主体位于第 3 层的低回声肿瘤（图3c）。病变内部经常可以见到囊状结构、导管结构以及点状高回声影。胃体部的异位胰腺体积要大于胃窦部的异位胰腺，并且大多伴有第 4 层的肥厚，这一现象被认为是由于部分异位胰腺组织浸润到固有肌层内所导

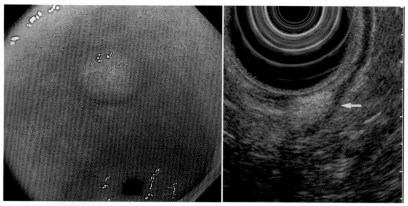

| a | b |
|---|---|

**图4** 脂肪瘤

**a** 常规内镜图像。胃窦小弯侧可见略微发黄色调的、边缘平缓且表面平滑的SMT样隆起。

**b** EUS图像。可见主体位于第3层的、边界清晰的高回声肿瘤。诊断为脂肪瘤。

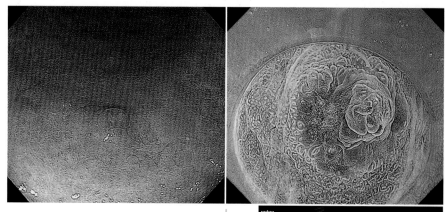

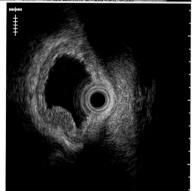

| a | b |
|---|---|
|   | c |

**图5** NET（Type I）

**a** 常规内镜图像。胃体大弯下部可见红色调的、半球状隆起病变。

**b** 放大内镜图像。病变顶部伴有凹陷，凹陷部位表面构造消失，可见螺旋状血管呈不规则分布，可疑有肿瘤组织露出。

**c** EUS图像。可见主体位于第2层的均一低回声肿瘤。第3层未见受累。浸润深度判断为SM（黏膜下层）浅层。

致的。

## 3. 脂肪瘤（图4）

好发于胃窦幽门区，常规内镜下色调与正常胃黏膜相同，但大多都呈现出黄色调（**图4a**）。由于肿瘤质地较软，坐垫征（cushion sign）多为阳性。另外，钻孔活检时，脂肪组织从活检部位露出即"脂肪组织（naked fat sign）"也是脂肪瘤的特征性所见之一。

EUS图像上，脂肪瘤表现为与第3层相连续的高回声肿瘤，比较容易与其他病变相鉴别

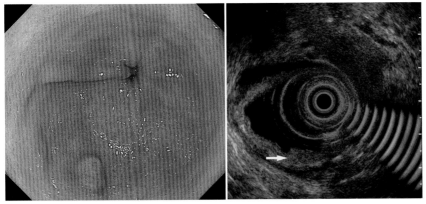

**图6** IFP
**a** 常规内镜图像。胃窦大弯可见 10mm 大小、与周围黏膜同色调的 SMT。
**b** EUS 图像。可见主体位于第 2 层的低回声肿瘤（箭头）。

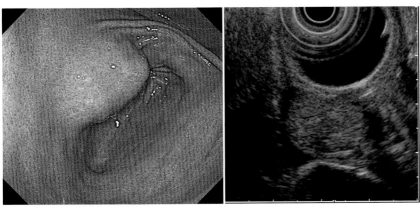

**图7** glomus 肿瘤
**a** 常规内镜图像。胃窦前壁可见一约 25mm 的边缘平缓的 SMT。触诊质软。
**b** EUS 图像。可见主体位于第 4 层的类圆形、边界清晰的肿瘤，内部回声呈略微不均一的高回声影。
〔图 **a** 转载于以下文献的一部分内容：中條恵一郎，他．腹腔鏡・内視鏡合同胃局所切除術にて切除した胃 glomus 腫瘍の 1 例．日消誌 113:1557–1563, 2016〕

（**图4b**）。

## 4. NET（图5）

NET 来源于黏膜深层的内分泌细胞，为一类呈膨胀性发育的神经内分泌肿瘤。在日本，胃 NET 仅次于直肠、十二指肠位列消化道神经内分泌肿瘤的第 3 位，占全体消化道 NET 的 15.1%。NET 即便在原发病症的组织异型程度及增殖能力都不高的情况下依然有可能发生远处转移，其预后因病变发生部位以及基础疾病的不同而大不相同。Rindi 等制定的分类标准被广泛应用于胃 NET。Type Ⅰ型发生在 A 型胃炎背景下、为慢性高胃泌素血症的起因，大多胃多发。另外，不伴有基础疾病的 Type Ⅲ大多为单发，但却具有较高的恶性程度，注意观察背景黏膜（是否合并 A 型胃炎）也是很重要的。

常规内镜图像上，NET 大多表现为表面平滑的类圆形或无蒂形态的 SMT 样隆起。其色调大多为黄色~白色调或是与周围黏膜相同的色调，中心部有时可见发红色调或局部凹陷（**图5a、b**）。

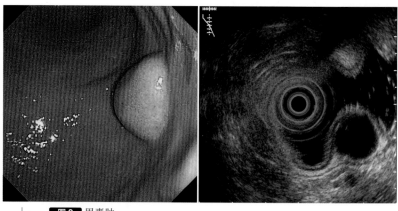

**a** | **b**　**图 8**　胃囊肿

　　**a** 常规内镜图像。胃体下端后壁可见 15mm 大小的 SMT。
　　**b** EUS 图像。可见第 3 层内的无回声区域。从受挤压变形这点来判断，该病变为囊肿可能性大。

　　EUS 有助于浸润深度的判断以及肿瘤尺寸的测量，NET 在 EUS 图像上大多表现为边界清晰的低回声肿瘤。病变主体来源于黏膜深层，在 EUS 图像上表现为第 2 层深层~第 3 层浅层来源的低回声肿瘤（**图 5c**）。肿瘤的浸润深度以及直径对于确定治疗方案有着重要影响，因此 EUS 为一项必不可少的检查。

## 5. IFP（图 6）

　　IFP 由成纤维细胞和纤维细胞构成，内部伴有嗜酸性粒细胞及淋巴细胞等炎症细胞，病变位于黏膜固有层~黏膜下层。IFP 可发生于消化道任何部位，以胃最为多见，特别是好发于胃窦部。

　　常规内镜图像下，IFP 大多表现为表面平滑的、亚蒂~带蒂形态的病变（**图 6a**）。触诊较硬，典型病例可伴有顶端的糜烂及溃疡，呈阴茎龟头样外形。但是其所谓的典型外观仅占全部病例的 20% 左右，总体来说形态较为多样。IFP 有时可与胃癌合并存在，因此诊断时要予以注意。

　　EUS 图像上 IFP 表现为位于第 2 层~第 3 层的、边界不清晰的低回声肿瘤（**图 6b**）。

## 6. glomus 肿瘤（血管球瘤，图 7）

　　该病变为来源于毛细血管先端动静脉吻合丛神经肌肉结构的肿瘤，大多为位于四肢末端的皮下肿瘤。消化道的血管球瘤较为少见，主要好发于胃窦部，隆起的边缘比较平缓（**图 7a**）。

　　EUS 图像上，血管球瘤表现为主体位于第 4 层、边界清晰的肿瘤。肿瘤内部组织血供丰富，因出血、血栓形成以及玻璃样变性等原因大多呈现不均一的高回声影（**图 7b**）。在增强 CT 上的特征性表现为动脉期的明显强化，在强化后期则表现为延迟强化。

## 7. 胃囊肿（图 8）

　　胃囊肿主要分为①淋巴管扩张、②黏膜内（第 2 层）的幽门腺内存留的囊肿、③被柱状上皮、立方上皮所覆盖的 simple type 这三大类。第二类囊肿有可能与胃炎、糜烂以及溃疡的黏膜缺损修复相关。常规内镜下胃囊肿具有透光性并且伴有色调的变化（**图 8a**）。触诊质软，坐垫征呈阳性。

　　EUS 图像上表现为第 3 层内的均一、无回声图像（**图 8b**）。

## 8. 血管瘤

　　胃的血管瘤较为少见，根据大井等的报告，该类病变约占胃非上皮性肿瘤的 0.8%。常规内镜下，血管瘤表现为蓝色调或暗红色调的 SMT，质软，坐垫征呈阳性。EUS 图像上，病变主体位于第 2 层，呈内部不均一的回声特点。

# 结语

　　本文概述了胃 SMT 的常规内镜以及 EUS 诊断。希望能够为诸位医生在诊断上提供帮助。

**参考文献**

[1] 日本消化器内視鏡学会用語委員会 (編). 消化器内視鏡用語集, 第 3 版. 医学書院, pp 86-87, 2001.

[2] 今津博雄, 貝瀬満, 田尻久雄. 黏膜下腫瘍の診断過程—上部消化管. 消内視鏡 21: 1631-1638, 2009.

[3] Rösch T, Kapfer B, Will U, et al. Accuracy of endoscopic ultrasonography in upper gastrointestinal submucosal lesions: a prospective multicenter study. Scand J Gastroenterol 37: 856-862, 2002.

[4] 木村隆輔, 大塚隆文, 五十嵐良典. 隆起を呈する病変 非上皮性: 胃壁外圧迫. 消内視鏡 28: 1236-1237, 2016.

[5] 小澤広, 門馬久美子, 吉田操, 他. 消化管黏膜下腫瘍の内視鏡診断: 通常内視鏡からみた鑑別診断 1) 上部消化管. 胃と腸 39: 446-456, 2004.

[6] 森川宗一郎, 萬代晃一朗, 安田健治朗. 消化管 EUS 診断能のさらなる向上を目指して 私はこうしている—黏膜下腫瘍の主座同定のコツ. 胃と腸 47: 565-569, 2012.

[7] 木田光広, 徳永周子, 山内浩史, 他. 上部消化管黏膜下腫瘍の EUS 診断. 胃と腸 47: 503-514, 2012.

[8] 日本癌治療学会, 日本胃癌学会, GIST 研究会 (編). GIST 診療ガイドライン, 第 3 版. 金原出版, 2014.

[9] 長南明道, 望月福治, 結城豊彦, 他. 超音波内視鏡による胃平滑筋腫瘍の良・悪性鑑別診断. 胃と腸 30: 1133-1140, 1995.

[10] 山崎健路, 華井頼子, 河内隆宏, 他. 黏膜筋板由来胃 GIST の 1 例. 胃と腸 44: 1037-1044, 2009.

[11] 平田一郎, 梅垣英次, 林勝吉, 他. 消化管脂肪腫の診断と治療. 胃と腸 39: 601-611, 2004.

[12] Ito T, Sasao H, Tanaka M, et al. Epidemiological study of gastroenteropancreatic neuroendocrine tumors in Japan. J Gastroenterol 45: 234-243, 2010.

[13] Rindi G, Luinetti O, Cornaggia M, et al. Three subtypes of gastric argyrophil carcinoid and the gastric neuroendcrine carcinoma: a clinicopathologic study. Gastroenterology. 104: 994-1006, 1993.

[14] 佐藤祐一, 今村祐志, 海崎泰治, 他. 胃カルチノイドの長期経過. 胃と腸 52: 431-440, 2017.

[15] Johnstone JM, Morson BC. Inflammatory fibroid polyp of the gastrointestinal tract. Histopathology 2: 349-361, 1978.

[16] 山邊和生, 荻野信夫, 小川法次, 他. 巨大な胃 inflammatory fibroid polyp の 1 例—本邦報告例 138 症例の集計および検討. 日臨外医会誌 51: 1972-1975, 1990.

[17] 岸本秀雄. 胃炎症性類線維ポリープ. 別冊日本臨牀, 領域別症候群 5, 消化管症候群 (上巻). 日本臨牀社, pp 345-347, 1994.

[18] 長南明道, 望月福治, 池田卓, 他. 内視鏡的に切除された胃 inflammatory fibroid polyp (IFP) の 9 例の検討. Gastroenterol Endosc 30: 1504-1509, 1988.

[19] 中條恵一郎, 長南明道, 坪井瑠美子, 他. 腹腔鏡・内視鏡合同胃局所切除術にて切除した胃 glomus 腫瘍の 1 例. 日消誌 113: 1557-1563, 2016.

[20] 宮永太門, 奥田俊之, 山田翔, 他. 腫瘍性疾患: グロームス腫瘍. 胃と腸 50: 782-784, 2015.

[21] Baek YH, Choi SR, Lee BE, et al. Gastric glomus tumor: analysis of endosonographic characteristics and computed tomographic findings. Dig Endosc 25: 80-83, 2013.

[22] 野村益世, 平林久繁, 高瀬修, 他. 胃黏膜下嚢胞の 1 例. 胃と腸 4: 1229-1234, 1969.

[23] 大井実, 三穂乙実, 伊東保, 他. 非癌性胃腫瘍—全国 93 主要医療施設からの集計的調査. 外科 29: 112-133, 1967.

[24] 栗林泰隆, 貝瀬満. 隆起を呈する病変 非上皮性: 胃海綿状血管腫. 消内視鏡 28: 1220-1221, 2016.

**Summary**

Diagnosis for Gastric Submucosal Tumors

Tomoyuki Iwaki[1], Dai Hirasawa,
Akimichi Chonan, Maki Inoue,
Ippei Tanaka, Yoshitaka Nawata,
Kimihiro Igarashi, Yuki Maeda,
Kenjirou Suzuki, Toru Okuzono,
Hajime Yamaoka, Tomoki Matsuda,
Masato Nakahori

Gastric submucosal tumors are found by chance during upper gastrointestinal endoscopy, and their contents range from mesenchymal tumors, such as leiomyoma and GIST, to lipomas and cystic lesions. When submucosal tumor-like protuberances are discovered, first exclude those caused by external wall pressure. Second, observe the shape, part, size, color tone, presence or absence of recession or ulceration, hardness, and single/multiple occurrence. Usually, EUS is performed after a certain degree of discrimination by endoscopic observation. During EUS, observe the main locus of the tumor, echo level, and echo pattern.

[1] Department of Gastroenterology, Sendai Kosei Hospital, Sendai, Japan.

# 胃黏膜下肿瘤的 CT/MRI 诊断

尾崎 裕[1]

山城 雄贵[2]

君冢 孝雄[3]

会田 真理[1]

天野 真纪

川边 正人[4]

桑鹤 良平[2]

**摘要**●本文对那些 CT/MRI 具有较高诊断价值的胃黏膜下肿瘤病变做一概述。GIST 大多发生在胃体，肿瘤向腔外发育，其内部的出血、坏死以及囊性变大多在影像上表现为低吸收区域。神经鞘瘤大多为卵圆形，边界清晰。增强时呈逐渐、均一强化，直至平衡期。血管球瘤好发于胃窦部，增强在延迟期最为明显，强化模式与脾脏和门静脉类似。异位胰腺好发于胃窦大弯，呈中心部伴有凹陷的黏膜下肿瘤形态。与其他的病变相比，病变部位的黏膜增强更为明显，且病变的长径 / 短径比例大多在 1.4 以上。CT 与 MRI 不仅可清晰显示病变的发育方向，结合病变的局部、进展方向、强化模式以及内部性状等信息，可达到媲美病理学诊断的效果。

**关键词**　　CT　MRI　GIST (gastrointestinal stromal tumor)

[1] 顺天堂大学医学部附属練馬病院放射線科
　〒 177-8521 東京都練馬区高野台 3 丁目 1-10
　E-mail：y-ozaki@juntendo-nerima.jp
[2] 顺天堂大学医学部放射線診断学講座
[3] 顺天堂大学医学部附属浦安病院放射線科
[4] 顺天堂大学医学部附属練馬病院消化器内科

## 序言

　　胃的肿瘤可分为上皮性肿瘤与非上皮性肿瘤这两大类，后者通常被称作黏膜下肿瘤。实际上非上皮性肿瘤的发生处并不局限于黏膜下层，还包括肌层内以及浆膜下层等。另外，尽管类癌起源于黏膜层的 Kulchitsky 细胞，但其主要发育方向却是朝向黏膜下层，因此也就被当作黏膜下病变对待。另有一些源自胃壁外但是外形表现为黏膜下肿瘤的病变也并不少见。因此，近年来有部分学者将这类病变统称为上皮下肿瘤（subepithelial mass）。本文所论述的主要内容为那些在内镜检查、消化道 X 线造影检查中表现为上皮下肿瘤的病变在 CT 或 MRI 图像上的主要鉴别点。

## 检查方法

　　胃黏膜下肿瘤大多数都是无症状的，在内镜检查或消化道 X 线检查时被偶然发现。消化道 X 线造影检查和内镜检查对于评估病变向管腔内突起的情况具有一定优势，但却无法评估黏膜下肿瘤向管腔外突出的情况。而 CT 与 MRI 则能够全面评估病变在腔内和腔外的情况，并且能够准确地描述病变与周围脏器之间的关系，是较为适合胃黏膜下肿瘤的诊断方法。

### 1. CT

　　用 CT 来评估胃黏膜下肿物时，因胃壁适度的伸展是较容易在图像上找到病变的，因此大多会在检查时嘱患者口服造影剂。经口服的造影剂可分为将管腔内显影为白色的阳性造影剂（低浓度钡剂或碘剂）以及将管腔内显影为黑色的阴性造影剂（水、发泡剂）这两大类。实性肿瘤在经静脉造影时大多数的医疗机构都会给予口服饮用水作为阴性造影剂以增强对比。文献中见到过不少大剂量口服 500～1500mL 阴性造影剂的报告，但是在实际临床工作中高龄受检者通常会剩下 300mL 左右的造影剂。与超声内镜相比，增强 CT 在胃壁显影方面具有局限性，但是在增强的早期黏膜层的强化是相对更为明显的，黏膜下层相对强化程度较弱，而肌层至浆膜层则呈中等强化。经过一段时间后，黏膜层与肌层之间强化程度的差异消失，管壁在图像上呈内部均一的单层结构。

在术前行 CT 检查评估黏膜下肿瘤时，应分别在平扫、增强早期（动脉期）以及平衡期摄片，用以把握血管解剖结构并评估远处转移。另外，利用 MPR（multiplanar reformation）即多平面重建技术可显示出肿瘤与胃壁交错的断面像。由于过程烦琐，半数以上的医疗机构在 CT 检查时都不使用解痉剂。解痉剂的效能与风险同消化道 X 线造影，其应用有助于保持管腔的适度伸展。

## 2. MRI

MRI 检查对于组织间的对比具有一定优势，适用于评估肿瘤内部的形状。特别是胃黏膜下肿瘤，由于其大多数为间叶系肿瘤，MRI 有助于组织类型的推定。在 T2 图像上，胃黏膜层呈高信号而肌层则呈低信号，借此可将二者区别开来。经口造影剂包括水以及主要在 MRCP（magnetic resonance cholangiopancreatography）时使用的四氯化锰。前者在 T1 图像上表现为低信号，T2 图像上为高信号（图6），后者则与此相反，在 T1 图像上表现为高信号，T2 图像上表现为低信号（图1）。在 MRI 检查时，根据以上原则推定是否局部存在肿瘤以及肿瘤的信号特点，从而选择经口造影剂的种类。与 CT 相比，MRI 检查更为费时，因此也更有必要使用解痉剂。

# 各种病变的影像表现及鉴别要点

## 1. GIST（gastrointestinal stromal tumor，图 1）

GIST 占消化道来源间叶系肿瘤的 90%，其中胃来源的 GIST 最多（70%），胃 GIST 当中又以胃体部来源 GIST 最多。GIST 占胃恶性肿瘤的 2%～3%，日常临床工作中经常会遇到的黏膜下肿瘤。GIST 的影像学表现因病变的大小而异，向管腔外生长的 GIST 要多于向管腔内生长的 GIST，病变体积增大后会向周围的脏器浸润。另据报道，半数的体积超过 2cm 的病变表面会伴有溃疡形成。

CT 图像上 GIST 肿瘤内部的出血、坏死以及囊性变大多表现为低吸收区域即低密度影。另外，偶尔也可见伴有粗大的钙化灶。转移灶多位于肝脏或腹膜，淋巴结转移较为少见。体积较小的 GIST 需要与神经鞘瘤、平滑肌瘤以及类癌相鉴别，有时也需要与腺癌以及淋巴结肿大相鉴别。转移性胃肿瘤也经常表现为伴有溃疡形成的黏膜下肿瘤外观。

## 2. 神经鞘瘤（schwannoma，图 2）

神经鞘瘤占消化道间叶系肿瘤的 2%～7%，胃内来源的病变占最多数（60%～70%）。胃神经鞘瘤约占全部胃肿瘤的 0.2%，良性肿瘤的 4%，大多位于胃体部。胃神经鞘瘤被认为来源于肌层内的神经丛（myenteric plexus）。胃神经鞘瘤在 CT 上呈边界清晰的、向腔外生长的卵圆形肿物。强化为逐渐均一强化、直至平衡期到达峰值的模式。其他部位来源的神经鞘瘤常伴有囊性变，而这一变化在胃神经鞘瘤中则极为罕见。病变内不合并有出血、坏死、空洞形成等特征为胃神经鞘瘤与 GIST 相鉴别的要点。

## 3. 血管球瘤（glomus tumor，图 3）

胃血管球瘤为一类较为罕见的胃良性肿瘤，大约占全部胃肿瘤的 2%，多见于女性。胃血管球瘤好发于胃窦部，外形表现为边界清晰的黏膜下肿瘤，为 1.1～7cm³。增强 CT 图像上，胃血管球瘤表现为与门静脉和脾脏相同的延迟期明显

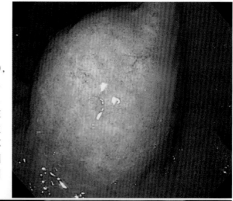

**图1** GIST

**a** 内镜图像。胃角可见一表面平滑的黏膜下肿瘤。

**b** 增强 CT 图像。可见一向管腔外进展的实性肿瘤（箭头），病变中心部局部可见略低密度影，考虑为继发性改变所致。

**c ~ e** MRI 平扫图像（**c**：T1 脂肪抑制图像；**d**：T2 图像；**e**：弥散图像）。肿瘤（箭头）在 T1 图像上呈低信号，在 T2 图像上呈轻度、不均一的高信号，弥散图像上可见边缘部的局部高信号区域。影像学上病变表现为中心伴有坏死的实性肿瘤特征，术前考虑为 GIST。服用经口造影剂后，胃的内腔（St）在 T1 图像上表现为高信号，在 T2 图像上表现为低信号。

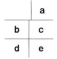

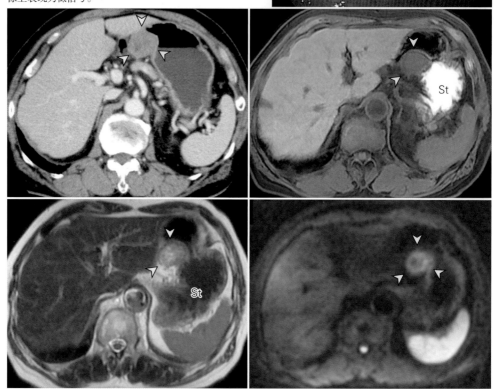

强化的特征。有时还可见到小钙化灶。胃血管球瘤需要与血管瘤相鉴别，与血管球瘤相比，血管瘤的钙化灶更为粗大并且强化更为缓慢。

## 4. 脂肪瘤（lipoma，图4）

　　胃的脂肪瘤是一种被纤维包膜包绕、由成熟脂肪细胞形成的肿瘤。好发于胃窦部的黏膜下层，大多向管腔内突出。脂肪瘤质地较软，透视观察下其大小和形态可随时发生变化。CT 图像上，脂肪瘤呈明显的低吸收区域即低密度影，CT 值为 -70HU 至 -100HU，诊断较为容易。脂肪瘤的黏膜面有时会形成溃疡，从而导致肿瘤内的炎症，图像上软组织的密度增高。

## 5. 异位胰腺（ectopic pancreas，图5）

　　异位胰腺指的是主要生长在胃或十二指肠等接近胰腺的消化道内的异位胰腺组织，尸检发现率为 1% ~ 15%。典型的异位胰腺发生于胃窦

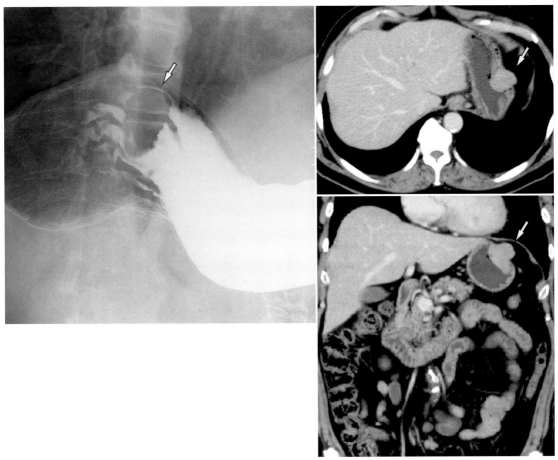

a | b
—— | ——
   | c

**图2** 神经鞘瘤

**a** 上消化道 X 线造影俯卧位斜位图像。胃体大弯上段可见一表面平滑、伴有桥样皱襞（bridging fold）的、边缘相对平缓的隆起性病变（箭头）。

**b,c** 增强 CT 图像（**c** 为冠状位图像）。胃体大弯上段可见一向管腔内和管腔外双向发育的实性肿瘤（箭头）。增强后病变呈均一、中等程度的强化。

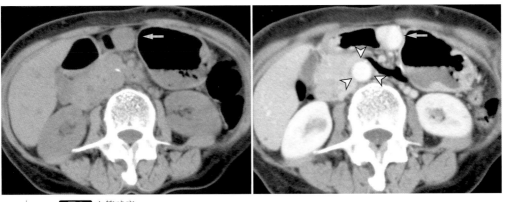

a | b
—— | ——

**图3** 血管球瘤

**a** CT 平扫图像。胃角口侧可见一腔外方向发育的实性肿瘤（箭头）。

**b** 增强 CT 图像。增强后肿瘤呈现出与腹主动脉（箭头）同等程度的强化。

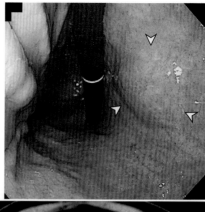

**图4** 脂肪瘤

**a** 内镜图像。胃体小弯可见一处边缘平缓的平坦隆起（箭头）。

**b** CT平扫图像。胃体小弯侧胃壁内可见一纺锤形、与脂肪密度相同的肿瘤（箭头）。

**c** 增强CT图像。增强后肿瘤（箭头）未见明显强化。

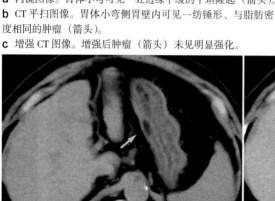

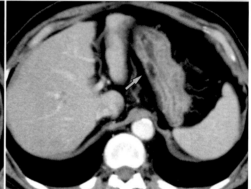

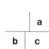

**图5** 异位胰腺

**a** 内镜图像。胃窦大弯侧可见一中心伴凹陷（黄色箭头）的扁平黏膜下肿瘤（黄色箭头）。

**b** 增强CT冠状位图像。胃窦大弯可见一处比周围黏膜略高的扁平结节影（箭头）。

**c** MRI T2图像。胃窦大弯侧可见一微小的低信号结节影。

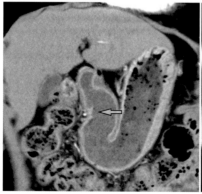

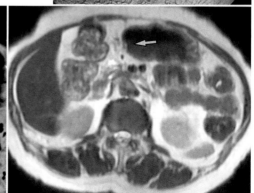

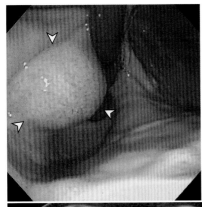

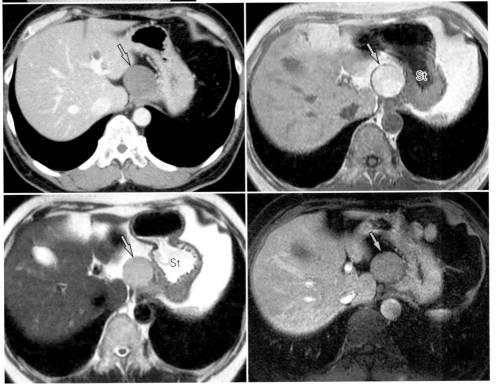

**图6** 重复囊肿

**a** 内镜图像。贲门直下可见一黏膜下肿瘤（箭头）。

**b** 增强 CT 图像。病变（箭头）为均一强化的低密度囊性肿瘤。

**c ~ e** 平扫以及增强 MRI 图像（**c**：T1 图像；**d**：T2 图像；**e**：T1 脂肪抑制图像）。肿瘤的内容液在 T1 图像上呈高信号，在 T2 像上呈略高信号影，考虑与液体内的高蛋白成分以及出血、黏液等成分混杂有关（箭头）。增强后未见实性成分。受检者口服饮用水作为经口造影剂，胃的内腔（St）在 T1 图像上呈低信号，在 T2 图像上呈高信号影。组织病理学证实该病变为食管下段来源的食管重复囊肿。

| | |
|---|---|
| a | |
| b | c |
| d | e |

部大弯侧，直径多在 3cm 以下，呈伴有中心部凹陷的黏膜下肿瘤外观。异位胰腺在增强 CT 上与正常的胰腺影像特征大致相仿，但是由于异位胰腺组织缺乏胰腺房结构，其强化的程度要弱于正常胰腺组织。异位胰腺与其他的胃黏膜下肿瘤在 CT 图像上的鉴别要点可列举出以下几条：①位置位于幽门前区 ~ 胃窦部，②发育形式为腔内方向，③界线不清晰，④病变部的黏膜层增强更

为明显，⑤病变长径 / 短径比值在 1.4 以上。

## 6. 重复囊肿（duplication cyst，图6）

重复畸形（duplication）为一种发生率约每 4500 个新生儿中出现 1 例的、罕见的先天畸形。其中大约半数合并有脊椎、脊髓或胰腺、消化道的畸形。消化道的 duplication 以回肠最为多发，其次是食道，胃的重复畸形相对较少，大约占全部的 4%。胃的 duplication 大多发生在大弯侧，

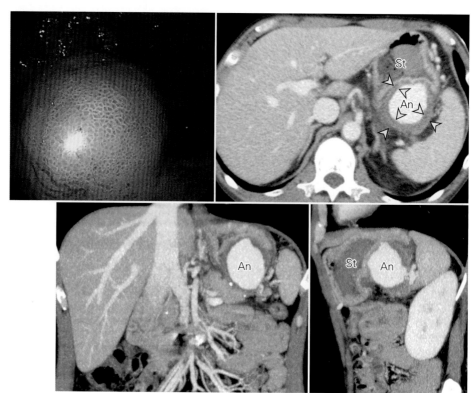

**图7** 血管病变（动脉瘤）

**a** 内镜图像。患者因主诉吐血来院就诊，胃的内腔可见凝血块以及一体积较大的黏膜下肿瘤，但出血点并不明确。

**b～d** 增强 CT 图像。（**b**：横轴位图像；**c**：冠状位图像；**d**：矢状位图像）。脾门部可见一处与血管强化模式相同的直径略大于 5cm 的肿瘤（An），病变压迫胃（St）体大弯上段。肿瘤周围可见环状低吸收区域即低密度影（箭头），考虑为壁内血栓。图像上可确认肿瘤与脾动脉相连。

从形态上可划分为囊状与管状 2 种重复畸形，前者与胃内腔没有交通，而后者则通常与胃内腔相连通。CT 图像上，重复囊肿表现为囊性肿瘤，其囊壁较厚，增强时可见轻度强化。囊肿内部偶尔可见局部高吸收区域即高密度影，考虑为出血或蛋白成分所致。另外，囊肿内部见到强化结节时应考虑并非感染或囊肿恶变的可能性。曾经有过支气管源性囊肿（bronchogenic cyst）在 CT 图像上表现为贲门区域的囊性肿瘤的报告，但两者在影像学上难以相互鉴别。

## 7. 血管病变（vascular lesion，图 7）

静脉曲张与动脉瘤均可表现为上皮下肿瘤的外观。前者位于贲门周围，呈蔓状或蠕虫状的多发条形隆起，经常合并有色调变化并且伴有食道下段的同样形态的改变。静脉曲张从其典型的形态外观结合肝硬化等基础疾病等综合分析，诊断并不困难。然而，动脉瘤则很少表现为上皮下肿瘤的形态，没有明显搏动的情况下在内镜检查中是难以与其他黏膜下肿瘤相鉴别的。静脉曲张与动脉瘤在增强 CT 上均呈现与血管腔相同的强化模式，比较容易做出诊断。三维重建可清晰显示出流入、流出血管的关系，MPR 多平面重建图像对于制订治疗计划也有一定的帮助。

## 8. 炎性肌纤维母细胞瘤（inflammatory myofibroblastic tumor）

这类病变以往被称作炎性假瘤，被认为是

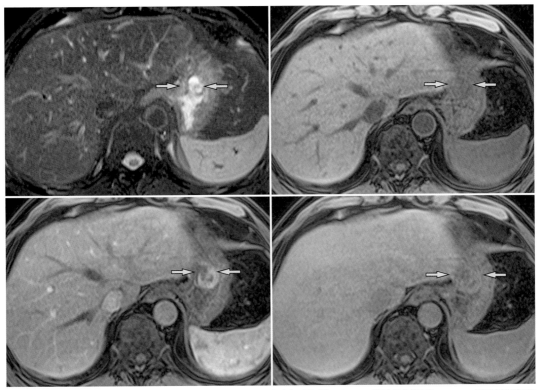

| a | b |
|---|---|
| c | d |

**图8** 类癌。MRI 平扫及增强图像（**a**：T2 脂肪抑制图像；**b**：T1 脂肪抑制图像；**c**：T1 脂肪抑制相的早期增强图像；**d**：T1 脂肪抑制相的平衡期图像）。肿瘤（箭头）在 T2 图像上呈不均一的高信号影，在 T1 图像上则表现为略低信号，增强后可见病变边缘部的早期明显强化

炎性反应性病变，现在的观点则认为它是炎症的局部复发或偶尔会引发转移的中度恶性肿瘤。该病变多见于年轻人，可发生于全身任何部位。CT 表现多种多样，缺乏特异性。强化方式即可表现为完全不强化也可表现为不均一的明显强化，表现较为多样。鉴别诊断疾病包括 GIST、神经鞘瘤、孤立性纤维性肿瘤等。

### 9. 类癌（carcinoid tumor，图8）

类癌为发生于消化道和支气管的高分化神经内分泌肿瘤。消化道类癌多见于小肠和直肠，胃类癌相对少见，占全部胃肿瘤的 0.3%，占胃恶性肿瘤的 1.8%。胃类癌来源于胃黏膜层内的肠嗜铬（Kulchitsky）细胞，尽管其本身上皮性肿瘤，但其生长大多朝向黏膜下层进展，因此临床上通常将其作为黏膜下肿瘤来对待。类癌根据临床病理学特征可分为 3 个亚型。其中 I 型最多（75% ~

80%），常合并萎缩性胃炎及贫血。图像上可见胃穹窿部多发的、2cm 以下的息肉样改变。II 型占 5% ~ 10%，与 MEN（multiple endocrine neoplasia）即多发神经内分泌肿瘤 I 型综合征并存，为一类可产生胃泌素的肿瘤，可见胃壁肥厚以及大小不同的胃内多发肿瘤。III 型约占 13%，通常不伴有高胃泌素血症以及内分泌方面的异常。III 型病变的外形呈孤立的黏膜下肿瘤，需要与淋巴瘤和 GIST 相鉴别。这类病变通常具有浸润性，伴有远处转移时提示预后不良。

## 结语

在日常临床工作常遇到的胃黏膜下肿瘤当中，实性肿瘤以 GIST 最为多见。但是，有很多种的肿瘤在内镜图像以及上消化道 X 线造影图像上都呈现类似的表现。本文结合肿瘤的各种形

状（实性 vs 囊性），强化特征（明显强化 vs 轻微强化，均一 vs 不均一，早期强化 vs 延迟强化），发育形式（管腔内 vs 管腔外 vs 双向），所在部位（胃穹窿部 vs 胃体部 vs 胃窦部），参考病理诊断结果来诠释胃黏膜下肿瘤的 CT 与 MRI 诊断。除碘剂和钆造影剂外，通过应用经口造影剂以及解痉剂来显示出微小病变，这一点也是不容忽略的。

## 参考文献

[1] Lee NK, Kim S, Kim GH, et al. Hypervascular subepithelial gastrointestinal masses: CT-pathologic correlation. Radiographics 30: 1915-1934, 2010.

[2] Kang HC, Menias CO, Gaballah AH, et al. Beyond the GIST: mesenchymal tumors of the stomach. Radiographics 33: 1673-1690, 2013.

[3] Park SH, Han JK, Kim TK, et al. Unusual gastric tumors: radiologic-pathologic correlation. Radiographics 19: 1435-1446, 1999.

[4] Ji JS, Lu CY, Mao WB, et al. Gastric schwannoma: CT findings and clinicopathologic correlation. Abdom Imaging 40: 1164-1169, 2015.

[5] Tang M, Hou J, Wu D, et al. Glomus tumor in the stomach: computed tomography and endoscopic ultrasound findings. World J Gastroenterol 19: 1327-1329, 2013.

[6] Chou HP, Tiu CM, Chen JD, et al. Glomus tumor in the stomach. Abdom Imaging 35: 390-392, 2010.

[7] Kim JY, Lee JM, Kim KW, et al. Ectopic pancreas: CT findings with emphasis on differentiation from small gastrointestinal stromal tumor and leiomyoma. Radiology 252: 92-100, 2009.

[8] Bhatti ZS, Anderson MA, Wasnik AP. Complete gastric duplication in an adult with associated anomalies. Clin Imaging 40: 244-246, 2016.

[9] Saad DF, Gow KW, Shehata B, et al. Pyloric duplication in a term newborn. J Pediatr Surg 40: 1209-1210, 2005.

[10] Kurokawa T, Yamamoto M, Ueda T, et al. Gastric bronchogenic cyst histologically diagnosed at laparoscopic excision: report of a case. Int Surg 98: 455-460, 2013.

[11] Binstock AJ, Johnson CD, Stephens DH, et al. Carcinoid tumors of the stomach: a clinical and radiographic study. AJR 176: 947-951, 2001.

## Summary

### Submucosal Tumor of the Stomach — CT and MRI Diagnosis

Yutaka Ozaki[1], Yuki Yamashiro[2],
Takao Kimizuka[3], Mari Aida[1],
Maki Amano, Masato Kawabe[4],
Ryohei Kuwatsuru[2]

We discussed usefulness of the CT and MRI in evaluating for the gastric submucosal tumors, and illustrated several representative cases. GIST (gastrointestinal stromal tumors) most often locate at gastric body and have a tendency of extraluminal extension. GISTs may show central necrosis, hemorrhage or cystic degeneration. Schwannomas show well circumscribed oval shaped mass. On the enhanced CT or MRI, schwannomas may show homogeneous and persistent enhancing pattern. Glomus tumors tend to locate at gastric antrum. On the enhancing study, glomus tumors may show strong and persistent enhancement which is similar to those of portal vein and spleen. Ectopic pancreas predominantly locates at greater curvature of the gastric antrum and shows submucosal tumor with central depression. The prominent enhancement of overlying gastric mucosa and the long diameter/the short diameter ratio greater than 1.4 are found to be significant for differentiating ectopic pancreas from other tumors. CT and MRI are not only useful for evaluating precise tumor extent, but also can speculate pathological diagnosis of gastric submucosal tumors, based on the combined information of location, extension, enhancing pattern, and internal architecture of the tumors.

[1] Department of Diagnostic Radiology, Juntendo University, Nerima Hospital, Tokyo.

[2] Department of Diagnostic Radiology, Juntendo University, School of Medicine, Tokyo.

[3] Department of Diagnostic Radiology, Juntendo University, Urayasu Hospital, Urayasu, Japan.

[4] Department of Gastroenterology, Juntendo University, Nerima Hospital, Tokyo.

# 胃黏膜下肿瘤的组织活检法

引地 拓人 [1]

菊地 眸 [1, 2]

中村 纯

渡道 晃

高木 忠之 [2]

铃木 玲

杉本 充

稿谷 雄一

绀野 直纪

浅间 宏之

高住 美香

佐藤 雄纪

佐藤 匡记

入泽 笃志 [3]

大平 弘正 [2]

小原 胜敏 [4]

**摘要●**随着胃肠道间质瘤这一概念的确立，胃黏膜下肿瘤（SEL）的组织活检变得越来越重要。钻孔活检（bowling biopsy）尽管操作简便，但其诊断效能却相对低下。因此，超声内镜引导下细针穿刺活检（EUS–FNA）随之登场，现已成为 SEL 组织活检的首选方法。EUS–FNA 的优点在于它可以在超声内镜引导下准确地穿刺到肿瘤组织，超声专用内镜以及穿刺针的发展使得细针穿刺的诊断准确率达到了 90% 以上。另外，近年来开窗活检法也得以实施。本文以超声内镜引导下细针穿刺活检的基本操作要领以及技巧为主要内容，同时也介绍一下有关钻孔活检与开窗活检的相关知识。

**关键词**　活检　超声内镜　超声内镜引导下细针穿刺活检　黏膜下肿瘤　gastrointestinal stromal tumor

[1] 福岛県立医科大学附属病院内視鏡診療部　〒 960–1295 福岛市光が丘 1 番地
　　E–mail：takuto@fmu.ac.jp
[2] 福岛県立医科大学医学部消化器内科学講座
[3] 福岛県立医科大学会津医療センター消化器内科学講座
[4] 福岛県立医科大学消化器内視鏡先端医療支援講座

## 前言

　　所谓胃黏膜下肿瘤，即胃内由来、病变主体被与周围黏膜一样的正常黏膜覆盖的半球状或球状的向管腔内突出的病变的总称。因此，除了肿瘤以外、异位胰腺等非肿瘤病变也包含在其中。在日本，黏膜下肿瘤大多被称为"SMT（submucosal tumor）"，而在欧美则大多将其称为 SEL（subepthilial lesion）或 SET（subepitilial tumor）。因此，本文以"SEL"指代黏膜下肿瘤进行论述。

## SEL 的活检手法

　　当 SEL 病变的表面破溃、可见到溃疡或小凹（delle）时，可从这些部位活检采取组织，但是一般的活检钳最多也只能触及黏膜层到黏膜下层这些比较表浅的层面。因此，从 SEL 上采取组织也存在诸多困难，业界在这一议题上也花费了很多心思。

　　最简单的活检方法是沿活检钳长轴进行的"钻孔活检（bowling biopsy）"。但是钻孔活检的组织采取率低下（不合并溃疡的情况下约 5%，合并溃疡的情况下约 40%），并且有较高引起出血的风险，对于 SEL 的活检方法目前尚存在着诸多问题。为应对这些问题，曾有人尝试过于病变表面局部注射半乙醇、数日之后在形成人工溃疡部位进行活检的方法。然而，尽管该方法的诊断准确率可高达 94%，活检后的出血发生率却达到 12%，因此该方法未能获得普及。除了技术因素以外，大多数的胃 SEL 都是良性的，基本上是嘱患者经过观察、直到病变增大后再做外科手术。然而进入 2000 年以后，GIST（gastrointestinal stromal tumor）这一概念确立，由于 GIST 为潜在的恶性病变同时又是最常见的一种胃 SEL，需要建立一种可靠的活检方法来达到确诊目的。

超声内镜引导下细针穿刺活检（EUS-FNA）由此应运而生。自 1992 年 Vilmann 等报告 EUS 以来，最初应主要用于胰腺肿瘤并随后逐渐普及，2001 年 1 月笔者所在科室引进 EUS 设备（第一个病例是胃 GIST 患者）。最初的报道称 EUS-FNA 对于胃 SEL 的组织采取较胰腺肿瘤更为困难（50% ~ 80%），并且诊断效能低下。然而 EUS 的诊断效能却随着镜头以及穿刺针的开发而得到了提高，现如今 EUS-FNA 已成为活检胃 SEL 的首选方法。

另一方面，在治疗早期胃癌的内镜黏膜下剥离术（endoscopic submucosal dissection，ESD）得到广泛普及的背景下，在日本有部分单位应用以 ESD 手法为基础的开窗活检法来进行活检。

因此，本文以 EUS-FNA 的适应证以及操作技巧为主要内容，同时论述钻孔活检以及开窗活检法的相关内容。

# 钻孔活检

## 1. 操作

Bowling 一词意为在地质工作中油田或温泉开发时向地中心开凿圆筒状隧道的钻孔作业，本是土木作业用语。即由黏膜表面面向深部，如同挖洞钻孔一样使用活检钳反复地在同一部位夹取胃 SEL 组织的活检方法。该方法在常规内镜检查过程中即可实施，是最为简便的活检 SEL 的方法，已投入应用了较长时间。

## 2. 适应证

所有的 SEL 均为钻孔活检法的适应证，但是富血供的病变出血风险较高应慎重对待。

## 3. 操作的技巧

尽可能地正面面对病变，使用前端为锯齿状的大口径活检钳垂直方向抵近病变，压住病变表面夹取组织。随后如挖洞钻孔那样，在同一点反复使用活检钳进行操作。当正面面对病变困难时，镜头前端配置透明帽即可。另外，当病变表面合并溃疡或 delle 时，在这些部位取活检即可。使用热活检钳切开黏膜表面、暴露黏膜下层后再实施钻孔活检也是一种可行的方法。

## 4. 问题

与使用钳子活检黏膜病变及 EUS-FNA 可在影像引导下活检不同，钻孔活检为盲检。因此，活检钳是否夹到了肿瘤瘤体这一点并无法保证。另外，肿瘤内存在滋养血管，活检的个数越多、出血的风险也就越高。在可疑 GIST 时，一般推荐活检 10 ~ 20 次。但是笔者认为钻孔活检只应在没有 EUS-FNA 设备的医院实施，钻孔活检未能取到病变组织时再转院到可实施 EUS-FNA 的医疗机构实施活检。

## 5. 病例

[病例 1] 胃颗粒细胞瘤。常规内镜观察，可见胃体小弯上段 10mm 大小的 SEL（**图 1a**）。20MHz 细径超声探头 EUS 可见主体位于第 3 层（黏膜下层）、略低回声的肿瘤病变，第 4 层（固有肌层）局部也可见增厚（**图 1b**）。镜头前端配置透明帽，实施钻孔活检（**图 1c**）。总共活检 6 块，在第 4 块活检组织中查到了肿瘤组织（**图 1d**）。S-100（**图 1e**）及 NSE（**图 1f**）免疫组化染色均呈阳性，诊断为胃颗粒细胞瘤。

[病例 2] 胃平滑肌瘤。常规内镜观察，贲门直下后壁见一 15 ~ 20mm 大小的 SEL（**图 2a**）。20MHz 细径超声探头 EUS 可见与第 4 层（固有肌层）相连接的低回声肿瘤（**图 2b**）。钻孔活检 7 块（**图 2c、d**）。然而活检之后创面可见持续的活动性渗血，予以金属夹夹闭（**图 2e**）。活检病理在第 3 块活检组织中查见了肿瘤组织（**图 2f**）。

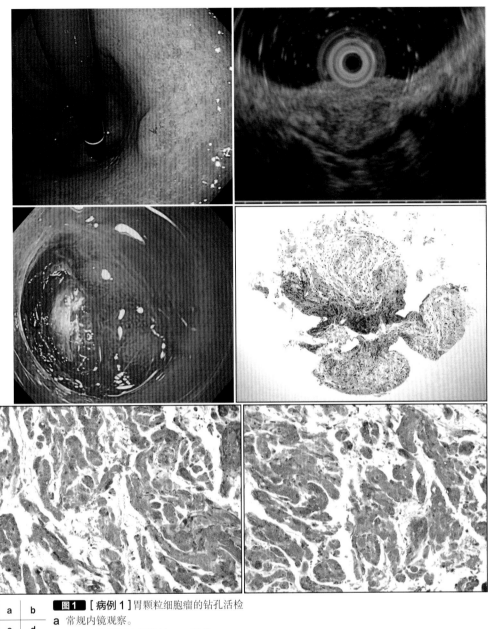

| a | b |
|---|---|
| c | d |
| e | f |

**图1** [病例1] 胃颗粒细胞瘤的钻孔活检

**a** 常规内镜观察。
**b** 20MHz 细径超声探头的 EUS 图像。
**c** 钻孔活检时的内镜图像。
**d** 第 4 块活检的组织标本（HE 染色）。
**e** 免疫组化染色图像（S–100）。
**f** 免疫组化染色图像（NSE）。
〔犬山综合中央病院 小泽俊文医生提供〕

纺锤状的细胞团块（**图2g**），SMA 免疫组化染色阳性（**图2h**）且 c–kit 免疫组化阴性（**图2i**），综合以上所见，做出胃平滑肌瘤的诊断。

# EUS–FNA

## 1. 适应证与禁忌证

1）适应证

（1）由 EUS 图像判定的适应证。

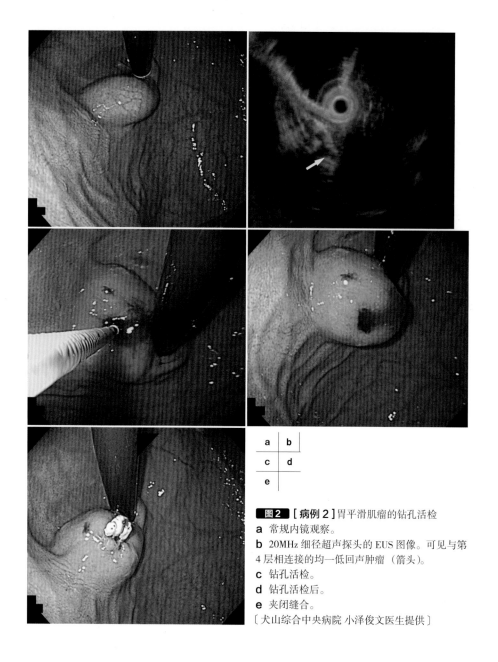

|  |  |
|---|---|
| a | b |
| c | d |
| e | |

**图2** [病例2] 胃平滑肌瘤的钻孔活检
a 常规内镜观察。
b 20MHz 细径超声探头的 EUS 图像。可见与第
4 层相连接的均一低回声肿瘤（箭头）。
c 钻孔活检。
d 钻孔活检后。
e 夹闭缝合。
〔犬山综合中央病院 小泽俊文医生提供〕

SEL 内部的回声特点如下，与第3层（黏膜下层）同等强度的回声为"高回声"，与第4层同等强度的回声为"低回声"，与消化道管腔（腔内没有空气和液体的状态）同等强度的回声为"无回声"，EUS 遵循这一原则做出诊断。如**图3**所示，第3层（黏膜下层）内局部均一高回声 SEL，诊断为脂肪瘤（**图3a**）。第3层内局部无回声 SEL，诊断为囊肿（**图3b**）。与之相对

应，第3层内局部均一低回声 SEL，诊断为异位胰腺（**图3c**），鉴别诊断包括神经内分泌瘤（neuroendocrine tumor，NET）、黏膜下肿瘤样癌、转移癌等，第4层（固有肌层）局部均一低回声 SEL，则需要将 GIST、平滑肌瘤、神经鞘瘤等病变进行鉴别。另外，有时也可见到低回声内部混杂高回声的 SEL。但是这类低回声 SEL 病变仅靠影像学是难以诊断的，再加上确定病变是

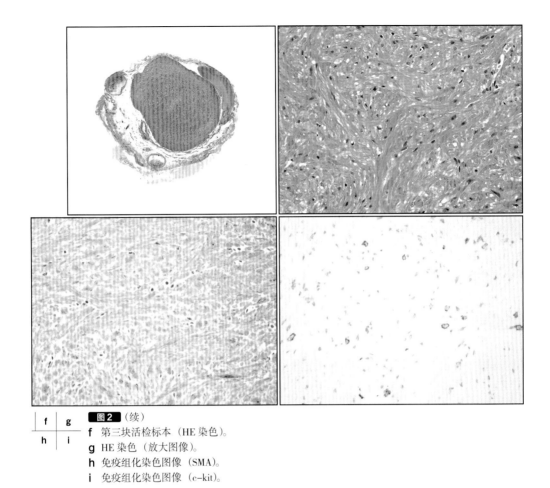

f | g
h | i

**图2** （续）
**f** 第三块活检标本（HE 染色）。
**g** HE 染色（放大图像）。
**h** 免疫组化染色图像（SMA）。
**i** 免疫组化染色图像（c-kit）。

否为 GIST 这一点是十分重要的，因此应当积极地采取病变组织做病理诊断。综上所述，GIST 呈低回声，除 GIST 以外其他呈低回声的病变还包括黏膜下肿瘤样癌以及转移癌等恶性肿瘤，因此所有呈低回声的病变都可以被认为是 EUS-FNA 的适应证。

（2）由病变大小来判定的适应证。

既然 GIST 是具有恶性潜能的病变，那么即便是 10 ~ 20mm 的小病变也应当实施 EUS-FNA。但是《GIST 诊疗指南》推荐对 20mm 以上的 GIST 实施 EUS-FNA。该指南还提到除了不同大小的 GIST 在恶性程度上存在差异以外，EUS-FNA 的技术因素也是要考虑在内的。因此，首先从技术层面来叙述。如前所述，EUS-FNA 对于 SEL 的组织采取率及诊断准确率是要低于胰腺肿瘤和淋巴结的。但是，从笔者的诊疗业绩来

看，自 2001 年 1 月引进 EUS-FNA 以来至 2013 年 12 月的这 13 年间，EUS-FNA 对于 140 例胃 SEL 总的组织采取率为 91.4%（128/140）。不同大小的病变的组织采取率分别为，20 ~ 49mm 的为 94.9%（94/99），50mm 以上的为 100%（6/6），与之相比 20mm 以下病变的组织采取率则相对偏低（80.0%，28/35），即便如此也达到了 80%。另外，15 ~ 19mm 病变的组织采取率为 85.7%（24/28）。Yamabe 等报道，使用近年开发出来的 compax 型专用超声内镜，对平均大小为 10.6mm 的病变进行活检的组织采取率也可高达 87.5%。因此，就算是 20mm 以下的 SEL 病变，只要技术上可行还是应该尽量实施活检。

其次，20mm 以下 GIST 的自然病程以及转移的可能性也是需要重点考虑的。Sekine 等报告，在 27 例实施 EUS-FNA 的消化道 GIST（23

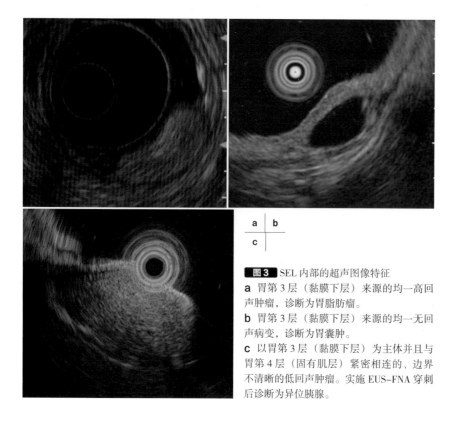

**图3** SEL 内部的超声图像特征

**a** 胃第 3 层（黏膜下层）来源的均一高回声肿瘤，诊断为胃脂肪瘤。

**b** 胃第 3 层（黏膜下层）来源的均一无回声病变，诊断为胃囊肿。

**c** 以胃第 3 层（黏膜下层）为主体并且与胃第 4 层（固有肌层）紧密相连的、边界不清晰的低回声肿瘤。实施 EUS-FNA 穿刺后诊断为异位胰腺。

例为胃 GIST）当中，穿刺后经过 1 年以上的观察期后可见明显的体积增大，特别是 20mm 以下的 GIST 增大较 20mm 以上的 GIST 更为明显，并且二者的差异具有统计学意义。另外，根据 Akahoshi 等的报告，43 例外科手术切除的 20mm 以下 GIST 当中，有 23% 的术后组织病理学评估被归类为 modified Fletcher 分类中风险病变。另有报道称，15mm 以下的胃 GIST 在手术后也会出现肝转移。

因此，笔者认为具有潜在恶变风险的 GIST 应在其体积尚小的阶段切除掉这一点是很重要的，15mm 以上的 SEL 即可认为是 EUS-FNA 的适应证。胃 GIST 可通过腹腔镜内镜联合手术（laparoscopy and endoscopy cooperative surgery，LECS）达到缩小病变的目的，因此应积极地对胃 SEL 病变实施 EUS-FNA。

2）禁忌证

SEL 胃消化道来源的病变，与胰腺肿瘤的穿刺类似，由 EUS-FNA 穿刺引起的肿瘤种植播散问题相对较少。但是，浆膜层或肌层来源的壁外发育型 SEL 在穿刺时则会有穿刺针穿出管壁引起肿瘤播散的可能性。因此这二者为 EUS-FNA 的相对禁忌证。血供丰富的 SEL 在穿刺过程中可能会引起大出血。另外，囊肿性病变的 EUS-FNA 有可能会引起囊肿内感染或纵隔炎，应谨慎对待。

**2. 使用机器**

1）EUS 机器

compex 型（或 linear 型）EUS 专用内镜与超声观测装置是必备的。笔者现在所在单位使用的内镜型号为 GF-UCT260-AL5（**图 4**）以及 GF-UC240P-AL5（二者均为 Olympus 公司制作），超声观测装置为 EU-ME2（Olympus 公司制作）。EU-ME2 与 GF-UCT260 两种设备搭配可拍摄到画质良好的 B-model（即 B 型超声波，简称 B 超）图像，tissue harmonic、hi-flow 以及 elastography 等功能均可激活使用。因此，这两种设备等搭配可作为胃 SEL 病变 EUS-FNA 的首选。

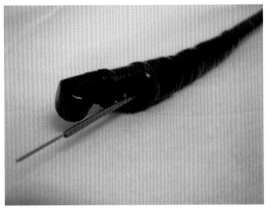

**图4** compax 型 EUS 专用内镜。图像中显示的是穿刺时的状态

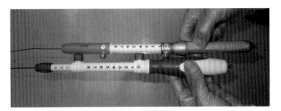

**图5** EUS-FNA 穿刺针。（上）EchoTip® Ultra 22G（Cook 公司制作），（下）Expect™ 22G（Boston Scientific 公司制作）

**2）穿刺针**

随着时代的变迁，现如今的穿刺针较过去变得使用更为轻松、穿刺更加容易、标本采取更加简便。现在日本国内使用的穿刺针是手动式的 EchoTip® Ultra/EchoTip® ProCore®（Cook 公司制作）、EZshot3（Olympus 公司制作）、SonoTip（® Medi-Globe 公司制作）、Expect™（Boston Scientific 公司制作）等产品（**图5**）。每一款穿刺针都有各自不同的特点，从穿刺性能和采取组织的量来说，笔者在对 SEL 行 EUS-FNA 时首选 Expect™ 22G 型号。但是，这款产品与其他的穿刺针相比整体硬度较高，对于那些必须要打满角度纽才能穿刺到的 SEL 来说，使用相对较软的 EchoTip® Ultra 22G 更为适宜。对于在不需要打角度纽即可穿刺到的部位（食管、胃体小弯中上部）的 SEL 来说，使用 19G 的穿刺针即可。从采取组织的量这一点来讲，Trucut QuickCore® 19G（Cook 公司制作）表现最为优异，但是很遗憾，这款产品目前已经停止生产。

**3. 穿刺手技**

**1）人员**

包括术者医师、助手（通常是医师，但是检查技师或护士也可以）以及照看患者的护士至少 3 人。笔者的单位里，还另外需要 1 名临床检查技师来实施快速细胞诊断（rapid on-site cytological evaluation，ROSE）的标本处理，因此至少需要 4 个人来共同完成 EUS-FNA。

**2）镇静、患者管理**

（1）一般来说胃 SEL 的 EUS-FNA 是在门诊进行的。口服抗血小板药物患者的诊疗操作遵从诊疗指南进行。

（2）穿刺当日给予建立静脉通道并输液 500mL。

（3）鼻导管吸氧并给予心电监护。

（4）首先静脉给予盐酸哌替啶注射液 15mg。

（5）将 10mg 咪达唑仑注射液（2mL）溶于 18mL 生理盐水中制成 20mL 的溶液，一边观察意识和呼吸状态一边推注，直到呼之不应后再以每次 5ml 的剂量（咪达唑仑 2.5mg）逐渐给药。

（6）EUS-FNA 操作完成后，静脉缓慢推注 0.25mg 的氟马西尼（2.5mL），剩余的 0.25mg（2.5mL）混入静脉液体中滴注，将患者推入恢复室由护士观察 1h 以上，确认清醒后可允许离院。

**3）穿刺手技**

（1）首先插入 compax 型内镜（后文中统一写为"内镜"），于内镜前端配置气囊，在气囊少量充气的状态下插入消化道内。

（2）EUS 像中锁定作为穿刺对象的 SEL，将其固定在图像的 6 点位方向。固定困难的病例，可在内镜前端配置气囊。

（3）将穿刺针器械通过工作孔道插入，外侧固定于孔道入口处。

（4）推进穿刺针的外套管，将其固定于 SEL 的黏膜表面。内镜像上可确认穿刺针外套管是否被固定在消化道的黏膜表面。外套管的固定位置相当于时钟的 1—2 点位方向（右斜上方）即可。

（5）通过彩色多普勒确认穿刺路径与 SEL 内的血流（**图6a**）。超声图像上看到粗一些的血管

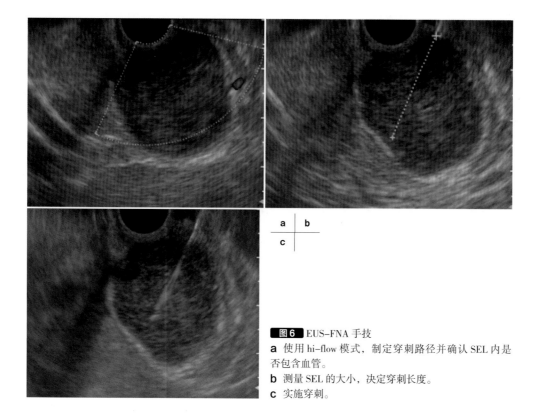

**图6** EUS-FNA 手技

**a** 使用 hi-flow 模式，制定穿刺路径并确认 SEL 内是否包含血管。

**b** 测量 SEL 的大小，决定穿刺长度。

**c** 实施穿刺。

或动脉的情况下应变换镜头的位置，避开血管结构重新寻找穿刺路径。

（6）确定好穿刺路径后，将针尖推进到从外套管出来的位置，同时用 EUS 像确认。

（7）计算从针尖到 SEL 深部的距离以决定穿刺长度，并同时将固定器锁定（**图6b**）。

（8）将管心针拉出约 5mm，以提高针尖的可见度并防止污染胃肠黏膜。

（9）持续按住吸引键，直至 SEL 表面的消化道黏膜与镜头解密相接后再实施穿刺操作（**图6c**）。抬钳器过度上扬会影响到穿刺操作，但有时也必须要调整抬钳器的角度才能够穿到某些病变。另外，SEL 穿刺与胰腺和淋巴结穿刺有所不同，时常会在穿刺过程中发生滑脱。因此，在穿刺 SEL 病变时必须要用力、一鼓作气地出针。但是，在确认第一针确实穿刺到 SEL 后，第二针以后便可缓慢地实施穿刺操作。

（10）穿刺针进入 SEL 内部后，松解固定器，缓慢地向病变深部推进穿刺针，随后再次将固定器锁定住。向深部推进管芯针，以便将混入穿刺针外套管内的消化道黏膜组织推出。

（11）在 EUS 像上确认穿刺针固定于 SEL 内部后将管芯针拔出。

（12）连接 10mL 或 20mL 的注射器，并抽吸 10～20mL 的负压。注射器可直接或通过延长管与穿刺针设备相连。

（13）在观察 EUS 图像的同时，将手柄操推到固定器的位置并推前推针，随后在 SEL 内部来回反复穿刺针 10～20 次。进针时要用力、快速，而拔针时则要缓慢操作。注射器中见到有血液回流时便停止穿刺操作。

（14）拆除注射器，解除负压。

（15）从 SEL 内部拔出穿刺针，再将穿刺针整体移出活检孔道，最后将内镜从患者体内退出。

（16）穿刺针内的组织标本使用注射器内的空气或者管芯针将其放置在事先准备好的空白

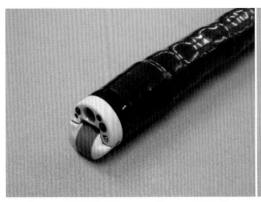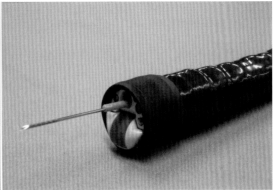

**图7** 直视 compax 型 EUS 专用内镜

**a** 内镜前端图像。

**b** 穿刺针通过活检孔道伸出的图像。为了在探头与病变之间持镜一定的距离，内镜前端配置了附件装置。

〔图像由福岛县立医科大学会津医疗中心提供〕

切片上或推入福尔马林瓶中，随后将组织送检细胞病理或组织病理。将送检细胞病理的标本放在切片上以后再使用 1 张空白轻轻地置于其上方，将其中的 1 张切片使用乙醇湿固定，用以 Papanicolaou 染色。在技术条件相对较好的单位可再制作 1 张切片来做 ROSE。送检组织病理的标本使用福尔马林瓶回收。对于 SEL 的 EUS-FNA 来说，判断病变是否为 GIST 至关重要，由于免疫组化染色在其中扮演重要角色，因此一定要将标本送检组织病理。

（17）重复以上操作，通常穿刺要执行 2 ~ 4 回，当通过 ROSE 确定采取到组织的量足以做出诊断时则穿刺 2 回即可结束操作。

## 4. 手技上的窍门

### 1）内镜型号的选择

位于胃底穹窿部或胃体大弯上段的 SEL 需要打满角度纽才能实施穿刺，因此应选用直径较细且前端弯曲部弯曲性能更好的 GF-UC240P-AL5（Olympus 公司制作）型号内镜。位于胃角和胃体大弯侧的 SEL，胃壁的伸展即可导致病变滑脱、穿刺失败，使用 compax 型 EUS 专用内镜（**图7**），可在正面直视的情况下对 SEL 实施穿刺。Larghi 等报告称使用直视 compax 型 EUS 专用内镜穿刺到的组织标本中有 93.4%（113/121）是可以加做免疫组化的。Yamabe 等

报告称在直视 compax 型 EUS 专用内镜配置透明帽，一边吸引一边实施穿刺可有效防止 SEL 病变滑脱、穿刺失败。

### 2）穿刺针的选择

如前所述，胃角和胃体大弯侧的 SEL，受胃壁伸展的影响即有可能导致病变滑脱、穿刺失败。对于这类病变，通过附送水装置向胃腔内充水，待胃壁伸展后使用 NA-11J-KB 22G（Olympus 公司制作，**图8**）型号的弹簧式自动穿刺针可有效防止病变的滑脱。NA-11J-KB 型穿刺针可借助强有力的弹簧在高速下瞬间完成穿刺操作，其穿刺能力要明显优于手动式的穿刺针。此外，使用 NA-11J-KB 型穿刺针穿刺针到 SEL 时，在采用手动 stroke 法采取组织困难的情况下，当穿刺针进入 SEL 内部后可利用弹簧的弹力一下一下地向前挪动穿刺针从而采取到病变组织。近年来又相继开发出了 SharkCore™ needle（Beacon Endoscopic 公司制作）以及 Acquire™（Boston Scientific 公司制作，**图9**）这类形状独特的穿刺针。

### 3）敲击（stroke）法

手柄的操作较为简便，将固定器向下扣住即可。由于操作手柄时的声音与敲门时所产生的咚咚声类似，山雄等将这一方法命名为"敲门法（door-knocking method）"。入泽将在 SEL 内前后

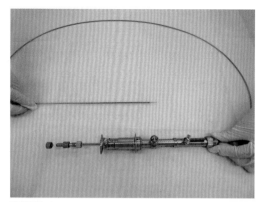

**图8** 自动穿刺针，NA-11J-KB 22G（Olympus 公司制作）

反复轻微敲击穿刺针的方法称作"啄木鸟法（wood pecker method）"。调整抬钳器，每敲击一次便改变一次穿刺路径的方法被称作"扇形技术（fanning technique）"。该方法特别适用于比较大的 SEL，使用"fanning technique"不仅可采取到病变中心部的坏死组织，同时也可以采取到病变周围部分的组织。

4）吸引法

SEL 穿刺用非吸引法一般是采集不到病变组织的，因此常规使用吸引法来穿刺病变。但是，细胞与细胞之间连接紧密的 SEL 有时在负压为20mL 的情况下是采取不到病变组织的（如神经鞘瘤或平滑肌瘤）。在这种情况下，可尝试在第二次穿刺时将负压调整到 50～100mL。与之相反，当采取到的标本全是血液时也适当降负压下调 10mL 左右再实施穿刺。文献所报告的其他方

法还包括"慢拉法（slow pull method）"，即缓慢拔出管芯针、加少量负压的同时移动穿刺针的方法；以及"湿法（wet suction method）"，即完全拔出管芯针，向穿刺针内注满生理盐水同时接负压吸引的方法。

5）ROSE 的并用

病理医生或检查技师在穿刺现场行 ROSE 评估、确认采取到的组织的量是否足以做出诊断，可有助于提高 EUS-FNA 的标本采取率。也有意见认为如果穿刺采取到的是细长条形的"污泥蠕虫样"标本，即可说明采取到了足够量的细胞、无须实施 ROSE。但即便穿刺所采取到的是白色、细长条样标本，有时标本当中全部都是坏死组织，并不包含肿瘤细胞，有时标本内全部都是血迹，经历过几次这样的情况后，确实感觉到还是有必要实施 ROSE 评估的。笔者所在单位是自2001 年 9 月起开始实施 ROSE 评估的，最初是由内镜医师独立完成评估，随后聘请了病理医生和技师来实施评估，二者之间在组织采取率和诊断正确率上并无明显差异。尽管如此，一般来说，ROSE 最好还是在有病理医生或检查技师在场的情况下来完成，但是即便病理医生或检查技师不在场时也不要放弃 ROSE，建议由内镜医生来独立完成评估。

ROSE 本身的目的并不是在穿刺现场做出最终诊断，而是评估穿刺到的标本当中是否含有可用以诊断的细胞。另外根据采取到的标本量可调整穿刺策略，标本量较少时可追加穿刺，标本量

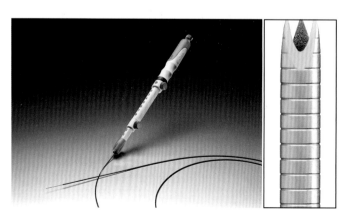

a | b

**图9** Acquire™（Boston Scientific 公司制作）
**a** Acquire™ 穿刺针的整体图像。
**b** Acquire™ 针穿刺针的前端图像。
〔图像由 Boston Scientific 公司提供〕

充足时即可结束穿刺操作。特别是对于 GIST 等间叶系肿瘤以及异位胰腺来说，EUS-FNA 穿刺采取到的标本通常量比较少，为了下一步加做免疫组化染色有必要在穿刺现场实施 ROSE 来确认采取到标本的量是否充足。笔者近期使用 cyto-quick 染色方法来实施 ROSE 评估，具体操作细节请参照参考文献 29。

### 5. 病例

　　[病例 3] 胃 GIST。常规白光内镜下在胃体小弯上段发现一处 SEL（图 10a）。EUS（20MHz 超声探头）图像上，病变深部回声逐渐衰减，可见疑似第 4 层（固有肌层）来源的、大小 18mm 内部呈均一低回声的肿瘤样病变（图 10b）。需要将 GIST、平滑肌瘤、神经鞘瘤进行鉴别，于是决定行 EUS-FNA。2 日后于门诊实施 EUS-FNA，穿刺之前使用 compax 型 EUS 专用内镜，以 B-mode、Tissue Harmonic、Elastography 等模式进行观察，明确病变为第 4 层来源的内部呈均一低回声的肿瘤病变（图 10c）。使用 Expect™ 22G 穿刺针完成了穿刺活检（图 10d）。穿刺标本的 HE 染色图像上可见梭形细胞团块（图 10e）。梭形细胞团块的 c-kit 免疫组化染色呈阳性，病变诊断为 GIST（图 10f）。随后实施 LECS 手术将病变切除，该术式可保留贲门。

# 开窗活检法

## 1. 开窗活检法

　　如前所述，EUS-FNA 的应用使得安全且高效的胃 SEL 组织活检成为可能。但是胃 SEL 的 EUS-FNA 穿刺必须要使用 compax 型 EUS 专用内镜，并且穿刺的手技并不简单，需要通过大量练习才能熟练掌握。因此现阶段的 EUS-FNA 操作只能限定在那些具有相关资质的医疗机构。与之相对的是应用内镜治疗手技、显露 SEL 并活检的技术。Lee 等曾报告过应用内镜下黏膜切除术（endoscopic mucosal resection，EMR）将 SEL 表层黏膜切开、暴露 SEL 随后直接使用活检钳对病变进行活检的方法。

　　然而日本报告得较多的则是应用 ESD 手技的"黏膜切开直视活检法"。黏膜切开直视活检法即在直视下切开黏膜后、剥离黏膜下层组织直至 SEL 显露，随后使用活检钳活检病变。木下等报告，使用黏膜切开直视活检法等 6 例 20mm 以下（6～17.8mm）的胃 SEL 中，有 5 例（GIST 3 例，平滑肌瘤 1 例，囊肿 1 例）可得出诊断，并且没有并发症发生。

　　另外 Kobara 等曾报告过"黏膜下隧道活检法"，即应用黏膜 flap 方法制作小切口后打通黏膜下隧道，在直视下采取大约 5mm 组织的方法（图 11）。笔者使用该方法共活检了 8 例胃 SEL，其中 GIST 6 例，平滑肌瘤 1 例，异位胰腺 1 例。

### 2. 黏膜切开直视下活检法

　　(1) 使用针形刀、高频凝固电流在 SEL 左右缘的预想切开线上打点标记。

　　(2) 于 SEL 表面的黏膜下层注射混有靛胭脂的生理盐水注射液。

　　(3) 使用针形刀切开黏膜。

　　(4) 充分暴露 SEL，使用活检钳活检 2～4 块。

　　(5) 活检后首先确认出血停止，使用金属夹缝合切口。

### 3. 黏膜下隧道活检法

　　(1) 使用针形刀、高频凝固电流在 SEL 边缘的预想切开线上打点标记。

　　(2) 在 SEL 附近的黏膜下层组织内局部注射玻璃酸钠注射液。

　　(3) 使用针形刀于黏膜表面做一长约 10mm 切口，内镜前端可沿着该黏膜瓣钻入黏膜下层。

　　(4) 在镜头前端沿着黏膜瓣钻入黏膜下层的同时在黏膜下层制作隧道。

　　(5) SEL 充分显露后，使用针形刀的高频切开波在 SEL 上切除一个 5mm×5mm×2mm 的方块（图 11）。

　　(6) 方块形的肿瘤组织使用异物钳回收。

　　(7) 确认出血停止，使用金属夹缝合切口。

### 4. 开窗活检法的问题点

　　(1) 由于活检后会在黏膜下层形成瘢痕，手术时病变的形态有可能改变。在这种情况下外科

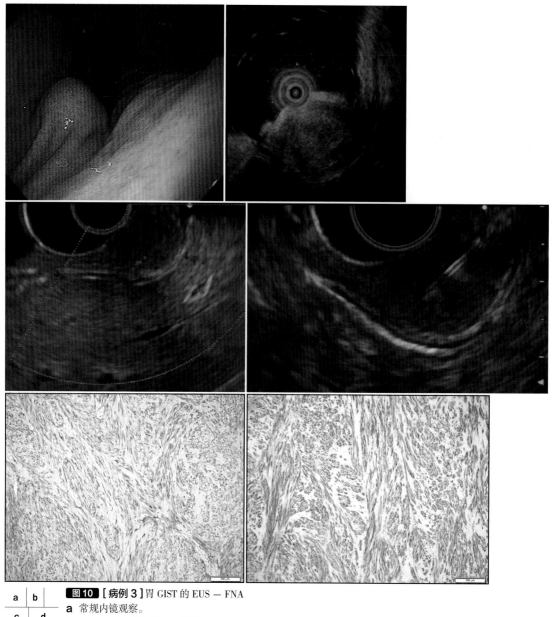

|  |  |
|---|---|
| a | b |
| c | d |
| e | f |

**图10** 〔**病例3**〕胃 GIST 的 EUS — FNA

**a** 常规内镜观察。

**b** 20MHz 超声探头的 EUS 图像。

**c** compax 型 EUS 专用内镜观察。

**d** EUS–FNA。

**e** HE 染色图像。

**f** c–kit 免疫组化图像。

手术的切除范围有可能会扩大。

（2）当诊断存在困难需要再次活检时，瘢痕的存在有可能会增加 EUS–FNA 的难度。

## 5. 病例

〔**病例4**〕胃 GIST。将镜头放置距离 SEL 边缘 5~7mm 的位置，以 10mm 为间隔标记入口。另外，在病变不从视野中消失的前提下黏膜下注

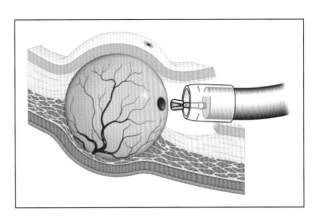

**图11** 黏膜下隧道活检法
〔香川大学 小原英幹先生から提供〕

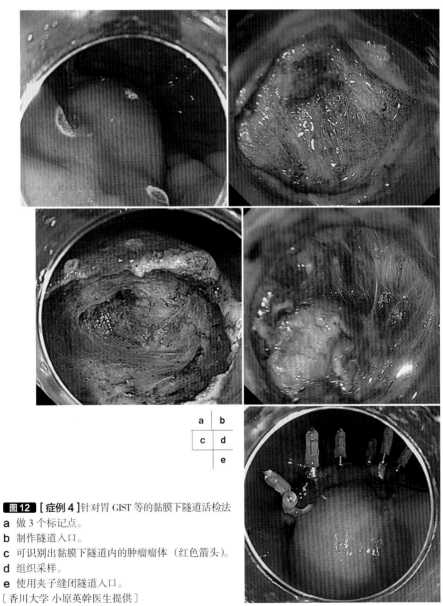

| a | b |
|---|---|
| c | d |
| e | |

**图12** [**症例4**]针对胃GIST等的黏膜下隧道活检法
**a** 做3个标记点。
**b** 制作隧道入口。
**c** 可识别出黏膜下隧道内的肿瘤瘤体（红色箭头）。
**d** 组织采样。
**e** 使用夹子缝闭隧道入口。
〔香川大学 小原英幹医生提供〕

射制作一隆起，在 SEL 追加一个标记点，总共标记 3 个点（**图12a**）。由标记过的入口切开黏膜、进入黏膜下层，朝着 SEL 的方向逐层剥离（**图12b**）。黏膜下隧道做成后再继续向前剥离，即可在顶端标记点正下方直视位于黏膜下层内的 SEL（**图12c**）。充分剥离 SEL 周围组织，当 SEL 暴露良好时使用活检钳采取组织（**图12d**）。由于 GIST 是质地较硬的球形肿瘤，活检钳有可能在表面滑脱，从而无法夹取组织。在这种情况下，可使用前进式刀（切开波）于肿瘤表面切开 2 条长度约 2mm 的纵向切口，使得活检钳可以夹取组织。采取组织后，为预防迟发型出血将可识别的血管用止血钳凝固处理。最后，使用钛夹将切开处完全缝合（**图12e**）。

# 结语

现今是一个应该对胃 SEL 积极实施组织活检的时代。出于简便性的考虑诞生了钻孔活检法，但是其诊断效能却相对偏低；开窗活检法操作手技又较为烦琐。因此，EUS-FNA 成为 SEL 组织活检的首选方法。

若本文能够帮助到年轻内镜医生学习 EUS-FNA 技术，我们将会感到十分荣幸。

**致谢**

执笔写作本文之际，有幸得到了小泽俊文医生及小原英干医生的鼎力相助以及二位所给予的病例图像，在此深表谢意。

**参考文献**

[1] 引地拓人，小原胜敏，入泽笃志，他. EUS と EUS-FNA による黏膜下腫瘍の診断. 消内視鏡 28：164-176, 2016.

[2] Eckardt AJ, Jenssen C. Current endoscopic ultrasound-guided approach to incidental subepithelial lesions: optimal or optional? Ann Gastroenterol 28：160-172, 2015.

[3] 浅木茂. 消化管黏膜下腫瘍 (SMT) の内視鏡診斷・治療—臨床像から見た治療の必要性. 後藤由夫，浅木茂 (編). 内視鏡治療手技の實際，改訂版. 醫藥ジャーナル社，大阪，pp 212-217, 1999.

[4] 吉永繁高，後藤田卓志. 胃黏膜下腫瘍の診斷と治療方針. 消内視鏡 28：209-216, 2016.

[5] 石井典夫，浅木茂，中山裕一，他. 胃黏膜下腫瘍の内視鏡治療の適應決定に必要な術前檢查. 消内視鏡 3：993-998, 1991.

[6] Vilmann P, Jacobsen GK, Henrikse FW, et al. Endoscopic ultrasonography with guided fine needle aspiration biopsy in pancreatic disease. Gastrointest Endosc 38：172-173, 1992.

[7] Hoda KM, Rodriguez SA, Faigel DO. EUS-guided sampling of suspected GI stromal tumors. Gastrointest Endosc 69：1218-1223, 2009.

[8] Sepe PS, Moparty B, Pitman MB, et al. EUS-guided FNA for the diagnosis of GI stromal cell tumors: sensitivity and cytologic yield. Gastrointest Endosc 70：254-261, 2009.

[9] Fernández-Esparrach G, Sendino O, Solé M, et al. Endoscopic ultrasound-guided fine-needle aspiration and trucut biopsy in the diagnosis of gastric stromal tumors: a randomized crossover study. Endoscopy 42：292-299, 2010.

[10] Lee CK, Chung IL, Lee SH, et al. Endoscopic partial resection with the unroofing technique for reliable tissue diagnosis of upper GI subepithelial tumors originating from the muscularis propria on EUS. Gastrointest Endosc 71：188-194, 2010.

[11] 大嶋隆夫，為我井芳郎，長沖裕子，他. 胃黏膜下腫瘍に對する黏膜切開直視下生檢法の有用性について. Prog Dig Endosc 71：28-33, 2007.

[12] 横畠德祐，為我井芳郎，德原真，他. 術前診斷を得た胃黏膜下腫瘍の 3 例—消化管黏膜下腫瘍に對する黏膜切開直視下生檢法. Prog Dig Endosc 70：82-83, 2007.

[13] 木下幾晴，木下真樹子，上畠寧子，他. 2cm 未滿の胃黏膜下腫瘍に對する黏膜切開直視下生檢法の有用性. Gastroenterol Endosc 57：1509-1515, 2015.

[14] Kobara H, Mori H, Fujihara S, et al. Bloc biopsy by using submucosal endoscopy with a mucosal flap method for gastric subepithelial tumor tissue sampling. Gastrointest Endosc 77：141-145, 2013.

[15] Sumiyama K, Gostout CJ, Rajan E, et al. Submucosal endoscopy with mucosal flap safety valve. Gastrointest Endosc 65：688-694, 2007.

[16] 赤松泰次. ボーリング生檢. 胃と腸 47：665, 2012.

[17] 赤松泰次. ボーリング生檢—黏膜切開生檢は不要か? 消内視鏡 28：220, 2016.

[18] 三輪田哲郎，小林真，杉山齊，他. 黏膜下腫瘍に對するホットバイオプシー生檢鉗子を用いたボーリング生檢. 第 13 回日本消化管學會總會學術集會抄錄集, p 192, 2017.

[19] 日本癌治療學會，日本胃癌學會，GIST 研究會 (編). GIST 診療ガイドライン，第 3 版. 金原出版，2014.

[20] Kikuchi H, Hikichi T, Takagi T, et al. The usefulness of endoscopic ultrasonography-guided fine needle aspiration biopsy for gastric subepithelial lesion. Gastrointest Endosc 81：AB431-432, 2015.

[21] Yamabe A, Irisawa A, Bhutani MS, et al. Usefulness of endoscopic ultrasound-guided fine-needle aspiration with a forward-viewing and curved linear-array echoendoscope for small gastrointestinal subepithelial lesions. Endosc Int Open 3：E161-164, 2015.

[22] Sekine M, Imaoka H, Mizuno N, et al. Clinical course of gastrointestinal stromal tumor diagnosed by endoscopic ultrasound-guided fine-needle aspiration. Dig Endosc 27：44-52, 2015.

[23] Akahoshi K, Oya M, Koga T, et al. Clinical usefulness of endoscopic ultrasound–guided fine needle aspiration for gastric subepithelial lesions smaller than 2cm. J Gastrointestin Liver Dis 23：405–412, 2014.

[24] Aso A, Ihara E, Kubo H, et al. gastric gastrointestinal stromal tumor smaller than 20mm with liver metastasis. Clin J Gastroenterol 6：29–32, 2013.

[25] Hiki N, Yamamoto Y, Fukunaga T, et al. Laparoscopic and endoscopic cooperative surgery for gastrointestinal stromal tumor dissection. Surg Endosc 22：1729–1735, 2008.

[26] Annema JT, Veseliç M, Versteegh MI, et al. Mediastinitis caused by EUS–FNA of a bronchogenic cyst. Endoscopy 35：791–793, 2003.

[27] Sato M, Irisawa A, Bhutani MS, et al. Gastric bronchogenic cyst diagnosed by endosonographically guided fine needle aspiration biopsy. J Clin Ultrasound 36：237–239, 2008.

[28] Hikichi T, Irisawa A, Bhutani MS, et al. Endoscopic ultrasound–guided fine–needle aspiration of solid pancreatic masses with rapid on–site cytological evaluation by endosonographers without attendance of cytopathologists. J Gastroenterol 44：322–328, 2009.

[29] 引地拓人．迅速細胞診．山雄健次，入澤篤志（編）．EUS 下穿刺術—Interventional EUS の基礎と実践テクニック．南江堂，東京，pp 76–80, 2008.

[30] 引地拓人，小原勝敏，高木忠之，他．肝硬変患者における消化器内視鏡時の鎮静．消内視鏡 25：602–607, 2013.

[31] 引地拓人，小原勝敏，高木忠之，他．拮抗薬の使用法と問題点．臨消内科 30：571–575, 2015.

[32] 高木忠之，入澤篤志，澤木明，他．上部消化管粘膜下腫瘍に対する EUS–FNA のコツ．Gastroenterol Endosc 50：1486–1494, 2008.

[33] Irisawa A, Imaizumi H, Hikichi T, et al. Feasibility of interventional endoscopic ultrasound using forward–viewing and curved linear–array echoendoscope: a literature review. Dig Endosc 22：S128–131, 2010.

[34] Larghi A, Fuccio L, Chiarello G, et al. Fine–needle tissue acquisition from subepithelial lesions using a forward–viewing linear echoendoscope. Endoscopy 46：39–45, 2014.

[35] 入澤篤志，引地拓人，佐藤匡記，他．消化管粘膜下病変および腫大リンパ節に対する EUS–FNA．胃と腸 47：527–537, 2012.

[36] 赤星和也，松井謙明，隅田頼信，他．胃黏膜下腫瘍の EUS–FNA 診断．消内視鏡 21：1709–1717, 2009.

[37] Suzuki R, Irisawa A, Bhutani MS, et al. An automated spring–loaded needle for endoscopic ultrasound–guided abdominal paracentesis in cancer patients. World J Gastrointest Endosc 6：55–59, 2014.

[38] 山雄健次，清水泰博，谷田部恭，他．日本における超音波内視鏡下穿刺吸引法の現況．Gastroenterol Endosc 50：2816–2827, 2008.

[39] 入澤篤志．超音波内視鏡ガイド下穿刺術（EUS–FNA）—私のコツ．消画像 9：199–205, 2007.

[40] Bang JY, Magee SH, Ramesh J, et al. Randomized trial comparing fanning with standard technique for endoscopic ultrasound–guided fine–needle aspiration of solid pancreatic mass lesions. Endoscopy 45：445–450, 2013.

[41] Nakai Y, Isayama H, Chang KJ, et al. Slow pull versus suction in endoscopic ultrasound–guided fine–needle aspiration of pancreatic solid masses. Dig Dis Sci 59：1578–1585, 2014.

[42] Attam R, Arain MA, Bloechl SJ, et al. "Wet suction technique （WEST）": a novel way to enhance the quality of EUS–FNA aspirate. Results of a prospective, single–blind, randomized, controlled trial using 22–gaude needle for EUS–FNA of solid lesions. Gastrointest Endosc 81：1401–1407, 2015.

[43] Savoy AD, Raimondo M, Woodward TA, et al. Can endosonographers evaluate on–site cytologic adequacy? A comparison with cytotechnologists. Gastrointest Endosc 65：953–957, 2007.

## Summary

Tissue Biopsy Method for Gastric Subepithelial Lesion

Takuto Hikichi[1], Hitomi Kikuchi[1, 2],
Jun Nakamura, Ko Watanabe,
Tadayuki Takagi[2], Rei Suzuki,
Mitsuru Sugimoto, Yuichi Waragai,
Naoki Konno, Hiroyuki Asama,
Mika Takasumi, Yuki Sato,
Masaki Sato, Atsushi Irisawa[3],
Hiromasa Ohira[2], Katsutoshi Obara[4]

Biopsy of SEL （subepithelial lesions） became important with the establishment of the concept of gastrointestinal stromal tumors. Although bowling biopsy is available as a simple biopsy method, its low diagnostic ability is a problem. EUS-FNA （endoscopic ultrasound-guided fine-needle aspiration） has emerged as a solution, and it is now the first choice for SEL biopsy. EUS-FNA is excellent in that the tumor can be reliably punctured under the ultrasonic endoscope, and development of this special scope and puncture needle has made it possible to obtain diagnostic capability of ≥90%. Also, in recent years, an open biopsy method has been enforced. In this report, we will introduce the bowling and open biopsy methods, focusing on the fundamentals and tips for performing the EUS-FNA technique.

[1]Department of Endoscopy, Fukushima Medical University Hospital, Fukushima, Japan.
[2]Department of Gastroenterology, Fukushima Medical University, Fukushima, Japan.
[3]Department of Gastroenterology, Fukushima Medical University Aizu Medical Center, Aizuwakamatsu, Japan.
[4]Department of Advanced Gastrointestinal Endoscopy, Fukushima Medical University, Fukushima, Japan.

# 胃黏膜下肿瘤的治疗策略

井田 智[1]

比企 直树

安福 至

松田 达雄

熊谷 厚志

布部 创也

大桥 学

堀内 裕介[2]

平泽 俊明

山本 赖正

藤崎 顺子

佐野 武[1]

**摘要●**腹腔镜内镜联合手术（LECS）指的是在腹腔镜与内镜的配合下，确定最适宜的胃切除范围，最小限度地切开并缝合切口的术式。2014 年，该术式作为胃局部切除的一个亚型而被纳入医疗保险，并且逐渐在全世界范围内获得普及。与传统的胃局部切除手术相比，LECS 对于贲门及幽门附近的病变具有独特的优势，因为前者往往会导致术后贲门 / 幽门变形与狭窄。近年来，inverted LECS、closed LECS、CLEAN-NET 以及 NEWS 等治疗恶性肿瘤的 LECS 相关术式被相继开发出来，并且有望成为早期胃癌的终极微创治疗手段。

**关键词**　胃 SMT　GIST　适应证　LECS　LECS 相关术式

[1] がん研有明病院消化器外科　〒 135-8550 東京都江東区有明 3 丁目 8-31
[2] 同　消化器内科

## 序言

　　腹腔镜下胃局部切除治疗胃黏膜下肿瘤（submucosal tumor）是一种既安全又简便的术式，已被大范围普及。但是，对于胃内发育型的肿瘤来说，腹腔镜下仅从胃的浆膜面观察是难以准确判断肿瘤范围的。另外，使用直线型吻合器行胃楔形切除会导致过度正常的胃壁被切除，胃壁的缺损会大于肿瘤的范围，由此造成的胃的变形及狭窄有可能会引起食物通过障碍。

　　笔者等为了解决这一问题，于 2006 年开发出了腹腔镜内镜联合手术（laparoscopy and endoscopy cooperative surgery，LECS）。所谓 LECS，即通过腹腔镜与内镜的配合，可把握肿瘤的全貌，由内镜在腔内确定肿瘤的切除范围，腹腔镜在腔外确保切除过程的安全并缝合创口的术式。应用内镜黏膜下剥离术（endoscopic submucosal dissection，ESD）切开肿瘤周围黏膜并部分剥离黏膜下组织。接下来主动将胃壁切穿，在胃的内外侧同时观察肿瘤的情况下将胃壁全层切开，可最大限度地避免由缝合所造成的胃壁过度切除。

　　自 2014 年被纳入医疗保险以来，LECS 作为治疗胃 SMT 的手段得到迅速的普及，现今大多数的医院都可以安全地实施这一治疗。

　　本文的一部分内容会涉及 GIST 的诊疗指南，主要内容将围绕 LECS 概述胃 SMT 的外科治疗策略。

## 胃黏膜下肿瘤 (SMT) 的治疗方针

　　**图 1** 所显示的是 GIST 诊疗指南中关于胃 SMT 的诊疗方针。根据症状的有无、活检结果以及肿瘤的直径来确定治疗方案。患者有症状并且活检病理诊断结果为 GIST（gastrointestinal stromal tumor）的情况下，应手术治疗。除此以

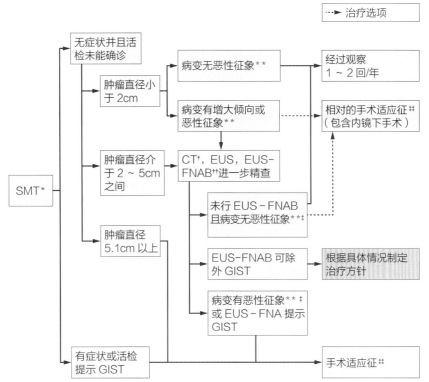

┅▶ 治疗选项

**图1** 胃黏膜下肿瘤（SMT）的治疗方案

\*：根据内镜下活检组织病理诊断可除外上皮性病变的可能性，禁止从浆膜侧行组织活检（证据等级Ⅵ，推荐等级C1）；\*\*：溃疡形成，边缘不规则，增大；†：口服、静脉注射造影剂，以 5mm 以下的层厚连续扫描；††：建议施行 EUS-FNAB，但并非必须；‡：CCT 图像上可见坏死、出血、边缘不规则，病变实质不均匀强化，EUS 图像上病变实质回声不均一，边缘不规则（淋巴结肿大）（证据等级Ⅳa，推荐等级C1）；‡‡：术前无法取得组织病理学诊断的情况下，应尽量在术中获得病理诊断。

〔引自：日本癌治療学会，他（編）. GIST 診療ガイドライン，第 3 版. 金原出版，2014〕

外，肿瘤直径大于 5.1cm、溃疡形成、边缘不规则、肿瘤的增大以及影像学检查提示肿瘤内部不均一等恶性征象都可以作为手术治疗的适应证。即便是 2～5cm 的 SMT，实施 EUS-FNAB（endoscopic ultrasound guided fine-needle aspiration biopsy）后、确诊 GIST 的情况也是手术治疗的适应证。另外，2cm 以下的、有增大倾向以及恶性所见的病变，肿瘤直径为 2～5cm，未实施 FNAB 并且没有恶性征象的肿瘤可作为手术的相对适应证。实施 FNAB 后、诊断为平滑肌瘤或异位胰腺的病变，其诊疗方案以经过观察为主。但是，位于贲门部的 2～3cm 的 SMT 在经过观察的过程中发现病变增大的情况下，也是有可能要实施保留贲门的胃切除术的。笔者所在科室所实施的 LECS 治疗的病变当中，平滑肌瘤的占比是最大的。

## 胃 SMT 的外科治疗

组织诊断明确、可切除的原发 GIST 首选外科切除。原则上手术过程中不得损伤肿瘤的伪膜并且尽量保证完整切除、断端为阴性。淋巴结清扫术基本上不需要进行，只有在可疑淋巴结转移或者是明确有淋巴结转移的情况下才予以实施。因此，原则上推荐保留脏器或脏器功能的部分切除手术。

根据 GIST 诊疗指南，2～5cm 的胃黏膜下肿瘤推荐由技术娴熟的外科医生主刀行腹腔镜下（辅助）手术治疗（推荐等级 C1）。手术时禁止用钳子直接夹住肿瘤的瘤体，影像上血供丰富的肿瘤、伪膜较为脆弱的 GIST 以及恶性度较高的 GIST 即便肿瘤直径在 5cm 以下，也依然推荐开腹手术治疗。直径 5.1cm 的肿瘤通常是临床上恶性度较高的肿瘤，术中有较大的损伤伪膜的可能性，因此不积极推荐腹腔镜下手术治疗。因此，笔者所在的医院推荐 5cm 以下的肿瘤首选 LECS 治疗，5.1cm 以上的肿瘤推荐开腹行胃局部切除手术治疗。

# LECS 的实际操作

LECS 比较适合向胃腔内突出或混合型发育的肿瘤。以下就笔者所在医院治疗胃 SMT 的 LECS 实际操作手技做一介绍。

## 1. 体位与 Troca 的设置

患者取截石位，术者站立于患者右侧，助手位于左侧，内镜医生站立于患者双腿之间。内镜医生首先从患者头侧插入内镜、进行检查。在全身麻醉的条件下，经肚脐插入气腹用 Troca。经左侧季肋部插入于左侧腹部插入直径 5mm 的助手用 Troca，经右侧季肋部于右腹插入直径 12mm 的术者用 Troca。

## 2. 肿瘤的定位

首先通过内镜与腹腔镜的联合应用，于管腔内外准确定位同时把握肿瘤的全貌（**图 2a**）。术前诊断为胃角后壁 GIST 而在手术过程中却发现病变位于胃小弯，实际工作中时常会遇见这种术前诊断与术中所见不一致的情况。在尚未准确把握病变范围的情况下进行手术会导致胃周围血管的处理范围过大。而过度处理血管则会导致术后残胃的运动障碍等重大影响，因此这也是实施 LECS 术前要首先确定肿瘤位置的原因。

## 3. 胃壁的分离，肿瘤切除

1）内镜操作：黏膜、黏膜下层的切开

确定好肿瘤的位置后，沿肿瘤周边行黏膜切开。使用针形刀在距离肿瘤边缘 2~3mm 的位置打标记点，沿病变外围行环周标记（**图 2b**）。随后在标记点附近的黏膜下层注射混有少量肾上腺素和靛胭脂的甘油注射液。使用针形刀或 IT 刀用类似 ESD 的手法将病变外缘的黏膜下层组织环周切开（**图 2c**）。

2）Crown 法：吊起病变周围的胃壁

LECS 比较适用于合并有溃疡的 GIST，胃壁开放、胃内容物漏入腹腔是个比较严重的问题，因此 Nunobe 等报告了在腹腔镜下沿病变外缘黏膜下层切开线将胃壁全层用缝合线连起、随后向体外方向牵引、吊起胃壁的技法。操作过程中需要在肿瘤周围缝 5~6 针，由于肿瘤周围的胃壁如同皇冠一样被吊起，因此该技法被命名为"Crown 法"。这种 Crown 法不仅可有效防止胃内容物漏入腹腔，同时可以确保胃壁全层切开操作在良好的视野下进行（**图 2d**）。

3）腹腔镜操作：胃壁切除部位周围的血管处理

黏膜下层环周切开后，需要处理切除范围内所存在的大网膜、小网膜以及周围血管。在处理血管前实施 Crown 法可确定切除范围，避免过度处理血管。

4）全层切开，取出肿瘤

在内镜下使用针形刀行环周切开（穿孔）（**图 2e**）。随后使用 IT 刀沿黏膜下层切开线行全层剥离。外科医生在腹腔镜下用两把钳子保持组织的张力，确保内镜医生快速、准确地完成剥离（**图 2f**）。另外，发生出血的情况下应该由止血效果更好的腹腔镜一侧来执行止血操作。待肿瘤完整切除后将标本进行回收。

## 4. 胃壁缝合

胃壁的缝合要尽量沿胃的短轴方向操作。首先在腹腔镜下使用支撑线缝合创面，随后使用线型吻合器进行缝合（**图 2g**）。贲门、幽门附近的病变要注意预防缝合后的变形、狭窄。最后在内镜下确认是否有出血、胃壁变形或缝合不全后终止手术（**图 2h**）。术后第 3 年的上消化道内镜检查（esophagogastroduodenoscopy，EGD）未见任何变形征象（**图 2i**）。

# LECS 的治疗成绩

2006 年 6 月—2014 年 11 月，笔者所在科室

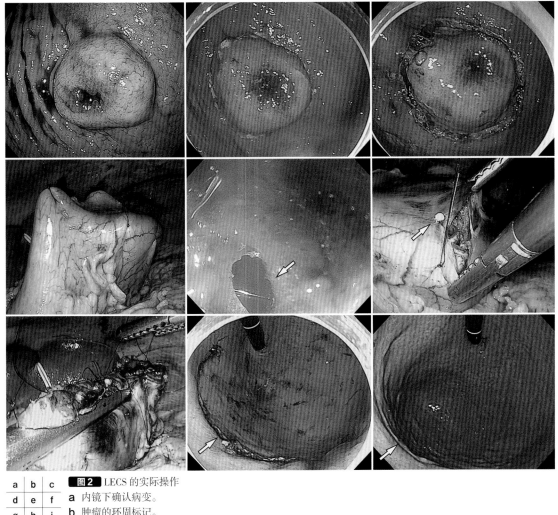

| a | b | c |
|---|---|---|
| d | e | f |
| g | h | i |

**图2** LECS 的实际操作

**a** 内镜下确认病变。

**b** 肿瘤的环周标记。

**c** 黏膜下层的预切开。

**d** 应用 Crown 法吊起胃壁。

**e** 从内镜一侧切穿胃壁。箭头所示为穿孔部位。

**f** 从腹腔镜一侧看到的胃壁全层切开的情况。外科医生在腹腔镜侧行助手职责。箭头所示为 IT 刀。

**g** 缝合胃壁缺损部。

**h,i** 术后复查内镜图像（**h**：术后当时；**i**：术后第 3 年）。箭头所示为缝合部。

共实施了 100 例治疗胃 GIST 的 LECS 手术（男性 47 名，女性 53 名，平均年龄 59.8 岁）。在此对这 100 个病例的患者背景、组织病理学所见以及手术成绩做一论述。

肿瘤平均直径 30.9mm，病理诊断为 GIST 75 例，神经鞘瘤 11 例，平滑肌瘤 6 例，异位胰腺 5 例，切缘的断端全部为阴性（**表1**）。平均手术时间为 174.3min，平均出血量为 16.3mL，术后 1.4 日可经口进食。严重的并发症仅有 1 例胃缝合不全（**表2**），该病例随访至今未再发作。从短期以及长期来看，LECS 对于胃 SMT 来说都是安全的术式。

本次所讨论的 100 个病例当中有 9 例是病变位于贲门附近的。胃食管结合部的病变以往是采用胃局部切除术进行治疗的，这样治疗会有较高的贲门狭窄、变形的风险，因此在很多情况下不

**表1** 临床病理资料

| 项目 | 结果 |
| --- | --- |
| 年龄* | 59.8 (13.2) 岁 |
| 性别（男：女） | 47：53 |
| 体重指数* | 22.7 (3.3) kg/m² |
| 肿瘤所在部位（C：U：M：L） | 9：54：31：6 |
| 肿瘤直径* | 30.9 (10.6)mm |
| 术后病理诊断 | |
| GIST | 75 |
| 神经鞘瘤 | 11 |
| 平滑肌瘤 | 6 |
| 异位胰腺 | 5 |
| 其他 | 3 |
| 切除断端（阳性：阴性） | 0：100 |

*：平均值（标准差）。C：贲门；U：上部；M：中部；L：下部。

〔转载于 "Matsuda T, et al. Feasibility of laparoscopic and endoscopic cooperative surgery for gastric submucosal tumors（with video）. Gastrointest Endosc 84：47–52, 2016"〕

**表2** 手术成绩

| 项目 | 结果 |
| --- | --- |
| 手术时间* | 174.3 (43.1) 分 |
| 出血量* | 16.3 (37.5)mL |
| 并发症 | |
| 缝合不全 | 1 |
| 胃排空延迟 | 2 |
| 术后出血 | 1 |
| 术后经口摄食开始时间* | 1.4 (0.6) 日 |
| 术后在院天数* | 8.4 (10.2) 日 |

*：平均值（标准差）。

〔转载于 "Matsuda T, et al. Feasibility of laparoscopic and endoscopic cooperative surgery for gastric submucosal tumors（with video）. Gastrointest Endosc 84：47–52, 2016"〕

得不选择贲门侧的胃切除术。然而 LECS 可将胃壁的切除范围控制在最小限度内，另外胃壁缺损部的徒手缝合也可有效预防胃腔的狭窄和变形，因此特别适用于贲门部的病变。

## 病例

[**病例 1**] 30 多岁，男性。

健康查体时行 EGD 发现胃食管结合部 SMT，随即被介绍到笔者所在医院就诊。

EGD 可见胃食管结合部直下一处 22mm 大小的 SMT（**图 3a**）。活检钳触诊感病变表面具有弹性且质地较硬。病变占据胃食管结合部约 1/3 周（**图 3b**）。NBI（narrow band imaging）观察未见表面黏膜异常（**图 3c**）。EUS 图像上可见与第 4 层相连、边界清晰的低回声肿瘤，其内部回声轻度不均匀、呈高低回声混杂，疑似 GIST 的表现（**图 3d**）。增强 CT 图像上可见贲门附近一处壁内发育型的 20mm 大的肿瘤。未见明确的淋巴结转移或远处转移（**图 3e**）。基于以上所见，尽管未能获得肿瘤的组织学诊断，由于病变为直径大于 2cm 并且具有恶性征象的 SMT，遂将其判定为手术治疗适应证，实施了 LECS。

首先，按照先前所述的 LECS 流程实施了内镜下肿瘤的外围标记以及环周切开（**图 4a、b**）。随后行内镜下全层切开，但是暂时不处理胃食管结合部一侧，待留到最后交给外科医生在腹腔镜直视下剥离。在此操作过程中，钳子不触碰肿瘤的前提下一边牵引胃壁周围的支持线一边切除病变即可（**图 4c**）。肿瘤切除后用手缝合胃壁缺损部位可有效防治管腔的狭窄和闭锁（**图 4d、e**）。术后观察期间未见经口摄食障碍等问题。

## LECS 相关手技

自 2006 年 LECS 被报告起，有各式各样的 LECS 相关手技被相继开发出来，笔者等所报告的 LECS 被定义为经典 LECS。此后，笔者等又在经典 LECS 的基础上应用 Crown 法吊起胃壁，并且将切除标本吸引到胃内，开发出可有效预防胃液漏出的冠状翻转 LECS 术式，现如今 LECS 同样可以应用于伴有黏膜病变的 SMT 以及 ESD 切除困难的早期胃癌。除此以外，近年来还报告出了不开放胃内腔的 closed LECS 术式，以及 CLEAN-NET（combination of laparoscopic and endoscopic approaches to neoplasia with non-exposure

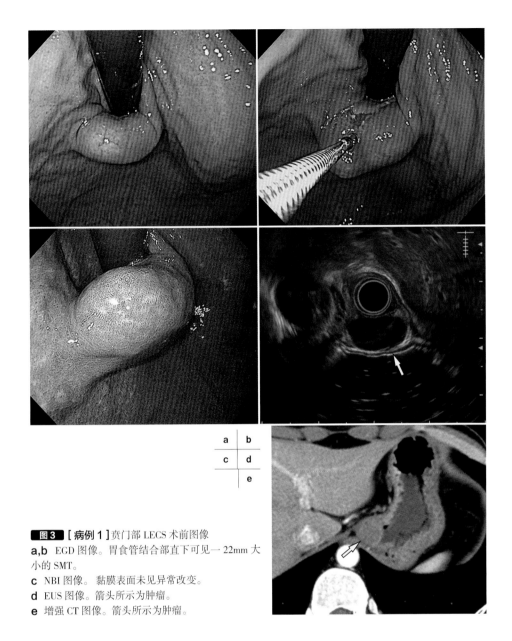

| a | b |
| c | d |
| | e |

**图3** [病例1]贲门部 LECS 术前图像
**a,b** EGD 图像。胃食管结合部直下可见一 22mm 大小的 SMT。
**c** NBI 图像。黏膜表面未见异常改变。
**d** EUS 图像。箭头所示为肿瘤。
**e** 增强 CT 图像。箭头所示为肿瘤。

technique）、NEWS（non-exposed endoscopic wall-inversion surgery）等新开发的术式。

# 结语

　　LECS 作为胃 SMT 的治疗方法，具有良好的应用前景。另有报告称，LECS 同样可以作为十二指肠肿瘤及结肠肿瘤局部治疗的选项。希望 LECS 今后可被作为早期胃癌以及其他一些疾病的治疗手段而被进一步广泛普及。

**参考文献**

[1] Hiki N, Yamamoto Y, Fukunaga T, et al. Laparoscopic and endoscopic cooperative surgery for gastrointestinal stromal tumor dissection. Surg Endosc 22；1729-1735, 2008.

[2] 日本癌治療学会，日本胃癌学会，GIST 研究会（编）. GIST 診療ガイドライン，第 3 版. 金原出版，2014.

[3] Nunobe S, Hiki N, Gotoda T, et al. Successful application of laparoscopic and endoscopic cooperative surgery（LECS）for a

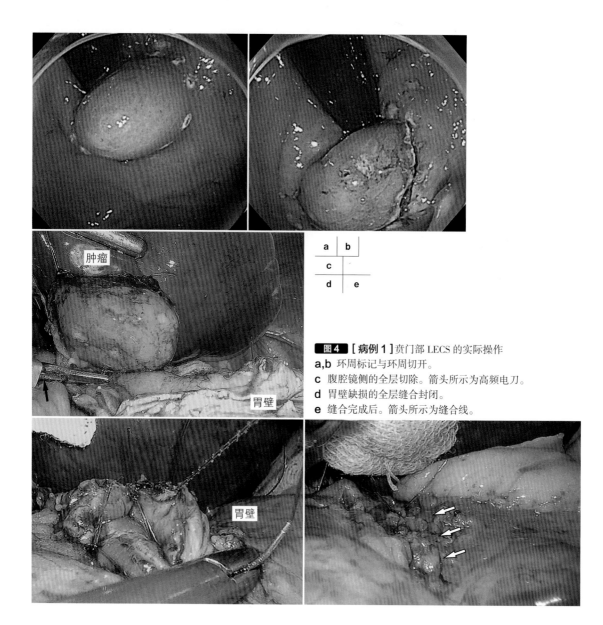

**图4** [病例1]贲门部LECS的实际操作

**a,b** 环周标记与环周切开。

**c** 腹腔镜侧的全层切除。箭头所示为高频电刀。

**d** 胃壁缺损的全层缝合封闭。

**e** 缝合完成后。箭头所示为缝合线。

图中标注：肿瘤、胃壁、胃壁

lateral-spreading mucosal gastric cancer. Gastric Cancer 15：338-342, 2012.

[4] Matsuda T, Hiki N, Nunobe S, et al. Feasibility of laparoscopic and endoscopic cooperative surgery for gastric submucosal tumors (with video). Gastrointest Endosc 84：47-52, 2016.

[5] Hiki N, Nunobe S, Matsuda T, et al. Laparoscopic endoscopic cooperative surgery. Dig Endosc 27：197-204, 2015.

[6] 西崎正彦，黒田新士，加藤大，他．LECS手技—Closed LECS. 臨消内科 30：1503-1509, 2015.

[7] Inoue H, Ikeda H, Hosoya T, et al. Endoscopic mucosal resection, endoscopic submucosal dissection, and beyond：full-layer resection for gastric cancer with nonexposure technique

(CLEAN-NET). Surg Oncol Clin N Am 21：129-140, 2012.

[8] Goto O, Takeuchi H, Kawakubo H, et al. First case of non-exposed endoscopic wall-inversion surgery with sentinel node basin dissection for early gastric cancer. Gastric Cancer 18：434-439, 2015.

[9] Irino T, Nunobe S, Hiki N, et al. Laparoscopic-endoscopic cooperative surgery for duodenal tumors：a unique procedure that helps ensure the safety of endoscopic submucosal dissection. Endoscopy 47：349-351, 2015.

[10] Fukunaga Y, Tamegai Y, Chino A, et al. New technique of en bloc resection of colorectal tumor using laparoscopy and endoscopy cooperatively (laparoscopy and endoscopy cooperative surgery-

colorectal). Dis Colon Rectum 57：267–271, 2014.

## Summary

Treatment Strategies for Gastric Submucosal Tumors

Satoshi Ida[1], Naoki Hiki,
Itaru Yasufuku, Tatsuo Matsuda,
Koshi Kumagai, Souya Nunobe,
Manabu Ohashi, Yusuke Horiuchi[2],
Toshiaki Hirasawa, Yorimasa Yamamoto,
Jyunko Fujisaki, Takeshi Sano[1]

LECS（Laparoscopic and endoscopic cooperative surgery）is a surgical procedure that combines laparoscopic gastric local resection with endoscopic submucosal dissection. By using an endoscope and laparoscope, it is possible to perform a minimally invasive resection. LECS is a safe and useful procedure for the removal of gastric submucosal tumors that are independent of the tumor location, such as their proximity to the esophagogastric junction or pyloric ring.

Recently, modified LECS procedures, such as inverted LECS, closed LECS, CLEAN-NET, and NEWS, have been developed for the removal of malignant tumors. In the future, the indications for LECS in early gastric cancer may also be expanded.

[1]Department of Gastrointestinal Surgery, Cancer Institute Hospital of Japanese Foundation for Cancer Research, Tokyo.

[2]Department of Gastrointestinal Medicine, Cancer Institute Hospital of Japanese Foundation for Cancer Research, Tokyo.

# 胃炎性纤维性息肉的多样内镜下表现

## ——诊断要点

小泽 俊文[1, 2]

和知 荣子[3]

**摘要●** 2004 年 2 月—2016 年 1 月的 12 年间，笔者共经治过 14 个 IFP 病例中的 14 处 IFP 病变。以黏膜固有层为中心发育的 IFP 大多被归类为山田·福富分类 II 型或 IV 型，隆起边缘比较陡峭。另一方面，以黏膜下层为中心发育的 IFP 大多被归类为山田·福富分类的 I 型，呈 SMT 样外观。以黏膜肌层为中心发育的肿瘤可以说是根据位置及大小的不同而形态各异。隆起中央部的近景观察可见表面构造呈发红色调、窝间部轻微扩大以及腺管密度轻度上升，隆起中心可见瘢痕等改变。因此，胃 IFP 所谓典型的龟头样外观反倒是比较少见，内镜下见到前述的形态学改变时，即便是没有什么特征的隆起性病变，也要考虑到 IFP 的可能性。

**关键词**　**炎性纤维性息肉　内镜检查　黏膜肌层 发生部位**

[1] 佐藤病院消化器内科　〒015-8555 由利本荘市小人町 117-3
[2] 综合犬山中央病院消化器内科
[3] 坪井病院病理诊断科

## 前言

胃炎性纤维性息肉（inflammatory fibroid polyp，IFP）是好发于胃窦部的反应性、炎症性肿瘤，发生部位为黏膜深层或黏膜肌层附近，因此外观呈上皮下肿瘤（subepithelial tumor，SET）或黏膜下肿瘤（submucosal tumor，SMT）的形态。上皮层的糜烂、脱落，即剥脱样外观一直以来被认为是 IFP 的特征性或者说是典型内镜下征象。然而，从笔者自身经治的病例来看，对于这一说法却抱有些许疑问，也就是说 IFP 当中既有突然间急剧增大以致上皮脱落的病例，也有数年间都没有任何形态变化的病例，形态上的多样有可能与不同的观察时期存在关联。另外，通过研究切除后的病理标本发现，特别是黏膜肌层附近生长的、体积较小的病变的形态差异较为明显。

本文通过回顾性分析笔者所实际经治过的一些病例，从而验证自身一些推断的正确性。

## 自身经治过的胃 IFP

2004 年 2 月—2016 年 1 月的 12 年间，笔者共经治过 14 个 IFP 病例中的 14 处 IFP 病变（**表 1**）。其中男性 10 例，女性 4 例，男性要略多一些，全部 14 例均位于胃窦部，与以往的报告相同。具体分布为胃窦大弯 4 例、小弯 4 例、前壁 4 例、后壁 2 例，未见明显的分布倾向。

有 10 例在术前进行了活检，但都未能确诊。其中有 1 例实施了钻孔活检（**表 1；病例 5**），结果怀疑为 IFP，2 例（**表 1；病例 7，病例 11**）

表1 2004年2月—2016年1月笔者所经治的病例

| 病例 | 性别 | 部位 | 最大径 (mm) | 形态** | 是否发红 | 是否有凹陷、糜烂 | 术前内镜诊断 | 活检 | 治疗 | 肿瘤所在部位 |
|---|---|---|---|---|---|---|---|---|---|---|
| 1 | 男 | 胃窦/大弯 | 4 | Y-Ⅱ | + | − | 息肉 | ○ | 息肉切除术 | M |
| 2 | 男 | 胃窦/大弯 | 5 | Y-Ⅱ | − | − | 息肉 | ○ | EMR | M |
| 3 | 男 | 胃窦/后壁 | 8 | Y-Ⅱ | + | + | 息肉 | ○ | 息肉切除术 | M＞SM |
| 4 | 男 | 胃窦/小弯 | 6 | Y-Ⅱ | + | + | 息肉 | ○ | 息肉切除术 | M＞SM |
| 5 | 男 | 胃窦/小弯 | 18 | Y-Ⅰ | + | + | SMT | ○ (可疑IFP) | ESD | SM＞M |
| 6 | 女 | 胃窦/大弯 | 7 | Y-Ⅰ | − | − | SMT | ○ | ESD | SM＞M |
| 7 | 男 | 胃窦/前壁 | 11 | Y-Ⅱ | + | − | 息肉 | * | EMR | M＞SM |
| 8 | 女 | 胃窦/后壁 | 15 | Y-Ⅲ | + | − | SMT | ○ | 息肉切除术 | SM＞M |
| 9 | 男 | 胃窦/前壁 | 6 | Y-Ⅰ | − | − | SMT | ○ | EMR | SM＞M |
| 10 | 男 | 胃窦/大弯 | 10 | Y-Ⅲ | + | + | IFP | ( / ) | ESD | M＝SM |
| 11 | 男 | 胃窦/前壁 | 12 | Y-Ⅲ (类似Ⅱa+Ⅱc) | + | + | 早期胃癌 | * | ESD | M |
| 12 | 男 | 胃窦/小弯 | 9 | Y-Ⅱ | + | + | IFP | ( / ) | EMR | M |
| 13 | 女 | 胃窦/前壁 | 6 | Y-Ⅳ | + | − | IFP | ( / ) | 息肉切除术 | M |
| 14 | 女 | 胃窦/小弯 | 7 | Y-Ⅱ | + | − | IFP | ( / ) | EMR | M |

○：施行活检；( / )：未施行活检；SMT：submucosal tumor；IFP：inflammatory fibroid polyp；
*：伴有炎症细胞浸润与纤维性组织的病变（活检病例）；**：依据山田·福富分类。

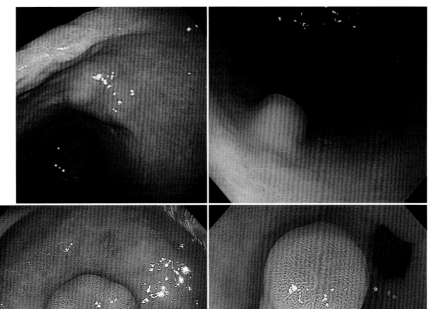

图1 内镜检查所见
a 山田·福富分类Ⅰ型（病例5）。
b 山田·福富分类Ⅱ型（病例2）。
c 山田·福富分类Ⅲ型（病例11）。
d 山田·福富分类Ⅳ型（病例13）。

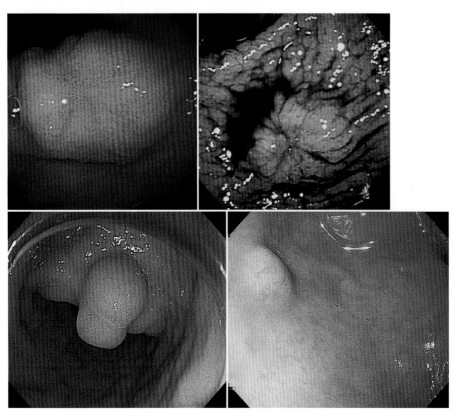

**图2** 内镜检查所见

**a** 胃窦小弯的 SMT，隆起中央可见发红色调的瘢痕 (**病例 5**)。
**b** a 的靛胭脂喷洒图像。
**c** 胃窦小弯的 9mm 大小的隆起性病变。隆起中央可见淡红色调的瘢痕 (**病例 12**)。
**d** 胃窦部的褪色调 SMT，隆起表面未见发红以及瘢痕等征象 (**病例 6**)。

被诊断为"伴有炎性细胞浸润与纤维组织的病变"。10 个病例均在随后接受了内镜下切除术 (endoscopic resection，ER) 以明确诊断。近年发现的 4 例病变在内镜检查时即怀疑 IFP，未经活检直接实施了 ER。

## 内镜下所见与组织病理学所见

全部 14 例病变的概况如**表1**所示。病变的大小为 4~18mm。形态分类依据山田·福富分类标准，由隆起基底部的性状决定。其中 I 型 3 例，Ⅱ型 7 例，Ⅲ型 3 例，Ⅳ型 1 例 (**图1**)。11 例隆起中央可见黏膜发红。初诊时可见表面凹陷的 6 例当中仅有 1 例 (**病例 10**) 伴有糜烂 (黏膜缺损)。2 例可见皱襞集中 (**图2a~c**；**病例 5，病例 12**)，1 例表面未见任何变化 (**图2d**；**病例 6**)。

从隆起表面的黏膜构造来看。11 例可见伴有发红的表层腺管肥大 (窝间部开大) 以及腺管密度上升 (**图3a、b**)。这一征象主要见于隆起中心部 (**图1d**，**图3c**)。边缘部可见不伴有色调变化的窝间部开大 (**图3d**)。

组织病理学上可见各种不同程度增殖的纺锤形细胞以及由嗜酸性细胞为主体的慢性炎性细胞浸润所形成的肿瘤 (**图4**)。以黏膜肌层为中心，10 例的发育主体朝向黏膜固有层 (**图5a**)，4 例的发育主体朝向黏膜下层 (**图5b**)。另外，11 例中可见黏膜表层上皮腺管间的炎症细胞浸润 (**图5c、d**)。

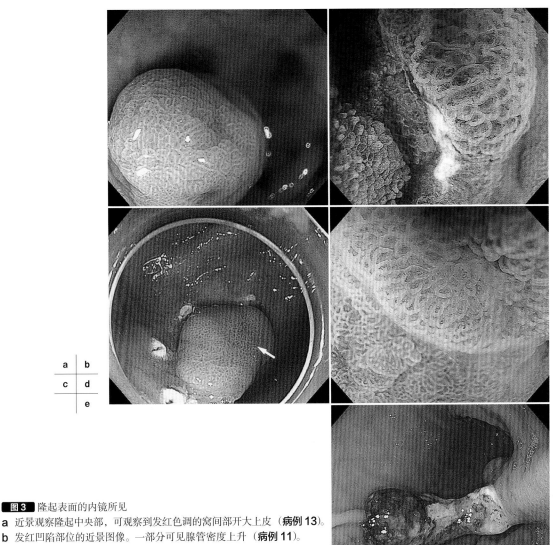

|     |     |
| --- | --- |
| a   | b   |
| c   | d   |
|     | e   |

**图3** 隆起表面的内镜所见

**a** 近景观察隆起中央部，可观察到发红色调的窝间部开大上皮（**病例13**）。
**b** 发红凹陷部位的近景图像。一部分可见腺管密度上升（**病例11**）。
**c** 其他病变也可见隆起中央部仅有的发红色调黏膜（黄色箭头，**病例7**）。
**d** c的近景图像。隆起边缘部不伴有发红，可观察到窝间部开大的上皮。
**e** 表层黏膜脱落，即所谓的呈龟头样外观的病变。
〔图像由福岛县立医科大学附属病院内镜诊疗部 引地拓人医生提供〕

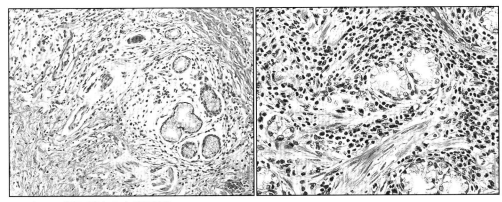

|     |     |
| --- | --- |
| a   | b   |

**图4** 组织病理学所见

**a** 成纤维细胞与胶原纤维的增生，并可见以嗜酸性粒细胞为主的炎症细胞浸润以及小血管的增生（**病例11**）。
**b** 近景图像。可见纺锤形细胞的增生并呈轻度的漩涡状排列。

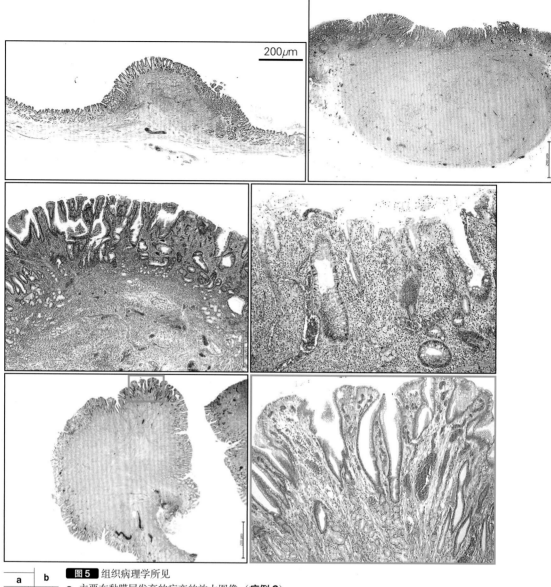

**图5** 组织病理学所见

**a** 主要在黏膜层发育的病变的放大图像（**病例2**）。

**b** 主要在黏膜下层发育的病变的放大图像（**病例5**）。

**c** 黏膜表层腺管间也可见胶原纤维与血管的增生。未见表层上皮脱落。

**d** 黏膜表层腺管间也可见胶原纤维与血管的增生以及炎症细胞浸润。

**e** 仅有黏膜层增生的病变的放大图像（**病例13**）。

**f** e的蓝框部分放大图像。因小血管增生引起的表层腺管肥厚。

　　大多数的以黏膜固有层为主体的病变在进一步详细观察后都可观察到黏膜表层的发红以及腺管肿大等轻微的改变。另一方面，以黏膜下层为发育主体的病变则大多观察不大黏膜表层的变化。

## 讨论

　　通过本次讨论得以明确的是，包含黏膜肌

层在内的、以黏膜固有层为发育主体的 IFP 大多为山田·福富分类的Ⅱ型或Ⅲ型，Ⅳ型也见到了 1 例。另外，还有 1 例病变初诊时看形态与胃癌类似（**图 1c；病例 11**）。由于病变生长于黏膜固有层上皮正下方的部位，再加上伴有炎症细胞浸润的上皮肥大、增生以及血管增生等再生性变化（**图 5e、f**），内镜下可观察到表层上皮的"发红"及"由于窝间部开大所导致的腺窝上皮肿大"以及瘢痕等改变。另外，或许由于肿瘤形成于上皮的正下方，因此"与肿瘤的直径相比，隆起边缘相对比较陡峭"。

另一方面，以黏膜下层为主体发育的病变则大多呈现台形的 SMT 形态。尽管也有部分病例因病变直径增大、浸润黏膜固有层后于表面形成凹陷、发红或糜烂等形态改变（**病例 5**），基本上来说是不会引起上皮层改变的。根据南部等的报告，"纤维结缔组织在黏膜内增生时，形态呈半球状或息肉状，而在黏膜下层增生时则会呈台状或形成 SMT 样的隆起"，这一点与组织病理学检查是相吻合的。因此，在病变几乎完全局限于黏膜下层的情况下，有必要加做 EUS 用以确诊。

尽管以前将龟头样改变等黏膜上皮坏死、脱落等剥脱样改变（**图 3e**）视为 IFP 的特征性改变，本次所探讨的病例当中却并未见到这种典型征象。有报告称，大约有 20% 的 IFP 呈龟头样改变。换言之，可以说龟头样改变确实是 IFP 的特异性征象，但绝非典型征象。长南等将 IFP 的内镜下表现总结为"位于 A 区域（胃窦）的表面平滑的，不伴有发红、白苔以及出血等改变的山田分类Ⅲ型隆起性病变"。笔者的研究则认为高清晰度内镜下可在 IFP 隆起表面观察到轻微的腺窝上皮变化及色调变化，也可以说隆起表面不伴有发红等轻度黏膜变化的、没有什么特征性改变的 SET 或 SMT 也是 IFP 的典型征象之一。自长南等初次报告以来至今已经过去 30 多年，随着内镜设备技术的进展，内镜检查时观察到表面结构发红色调，并且伴有轻度窝间部开大或者是腺管密度上升，隆起中央的瘢痕或隆起边缘陡峭等征象，即可高度怀疑 IFP 的可能性。

IFP 的术前活检率较低，仅为 1%～10%，通过常规活检很难明确诊断。在笔者的研究当中，没有任何 1 例是通过常规活检确诊的，钻孔活检后可疑是 IFP 的也仅有 1 例。因此，特别是对于体积较小的病变来说，见到前述的那些特征时要考虑到 IFP 的可能性。怀疑 IFP 时，可实施诊断性切除送检病理。

## 结语

IFP 为一类以黏膜肌层为中心、根据位置以及体积大小不同而形态各异的肿瘤。龟头样外观较为少见，特别是对于体积较小的病变来说，见到前述的那些特征性改变时要考虑到 IFP 的可能性。

**参考文献**

[1] 山辺和生，荻野信夫，小川法次，他．巨大な胃 Inflammatory fibroid polyp の 1 例―本邦報告例 138 症例の集計および検討．日臨外会誌 51：1972-1975，1990．

[2] 浦岡正義，淵上忠彦，岩下明德，他．巨大な胃 Inflammatory Fibroid Polyp の 1 例．胃と腸 23：95-101，1988．

[3] 西出憲史，滝沢耕平，小野裕之，他．経過観察中に増大傾向を認めた胃炎症性類線維ポリープの 1 例．胃と腸 48：98-105，2013．

[4] 小林広幸，淵上忠彦，堺勇二，他．消化管炎症性類線維ポリープ（IFP）の診断と治療．胃と腸 39：640-646，2004．

[5] 船田理子，小林正明，広野玄，他．内視鏡的に長期間の経時的な変化が観察できた胃 inflammatory fibroid polyp の 2 例．Gastroenterol Endosc 47：318-324，2005．

[6] 南部匠，渡辺英伸，遠城寺宗知．胃の Inflammatory Fibroid Polyp―特にその初期病変について．福岡医誌 70：721-731，1979．

[7] 長南明道，望月福治，池田卓，他．内視鏡的に切除された胃の Inflammatory Fibroid Polyp（IFP）9 例の検討．Gastroenterol Endosc 30：1504-1509，1988．

[8] 石橋英樹，阿部光市，二村聡．非腫瘍性疾患：IFP（inflammatory fibroid polyp）．胃と腸 50：818-820，2015．

## Summary

### Various Endoscopic Findings for Inflammatory Fibroid Polyps in the Stomach, the Knock of Diagnosis

Toshifumi Ozawa[1,2], Eiko Wachi[3]

Between February 2004 and January 2016, we investigated 14 cases of IFPs (inflammatory fibroid polyps) in the stomach. All cases were in the gastric antrum, and almost all tumors located in the mucosal layer took the form of Y-II ~ IV ( Yamada-Fukutomi Classification) which are high for its size. In contrast, almost all tumors located in the submucosal layer took the form of SMT. Variations in form depend upon the location and amount of the mass. Close endoscopic examination of the surface of the lesion revealed the following findings: (1)widening of the intervening part of the foveolar epithelium, (2)increasing size of the glands, and (3)a scar in the center of the lesion. These findings indicated that a penis-like appearance was relatively rare in gastric IFPs. In accordance with these findings, we were able to consider the possibility of IFP using the initial endoscopic examination.

[1]Department of Gastroenterology, Sato Hospital, Yurihonjo, Japan.

[2]Department of Gastroenterology, Inuyama Central Hospital, Inuyama, Japan.

[3]Department of Pathology, Tsuboi Hospital, Koriyama, Japan.

# 呈巨大黏膜下肿瘤样外观的
# *Helicobacter pylori* 阴性未分化型胃癌 1 例

德竹 康二郎[1]

佐藤 幸一

宫岛 正行

木村 岳史

丸山 雅史

藤泽 亨

森 宏光

松田 至晃

和田 秀一

西尾 秋人[2]

渡道 正秀[3]

赤松 泰次[4]

**摘要**●患者为 40 多岁女性，健康查体时发现轻度贫血，在当地医院接受了胃镜检查，过程中发现胃窦后壁一处黏膜下肿瘤样隆起性病变。病变呈半球形，中心可见溃疡形成。活检结果提示印戒细胞癌，20XX 年 10 月为行进一步检查被介绍到笔者所在医院就诊。放大内镜下，病变表面大部分被非癌上皮所覆盖，病变中心部的溃疡边缘以及邻近的小糜烂灶处可观察到血管的口径不同。超声内镜检查见病变处胃壁呈弥漫性增厚、边界不清晰。由于背景黏膜没有萎缩，考虑为 *Helicobacter pylori* 未感染状态。随后实施了幽门侧的远端胃切除术，组织病理学诊断为未分化型腺癌，自黏膜内一直浸润至浆膜下，静脉可见受侵，未见淋巴管、淋巴结转移。

| 关键词 | 黏膜下肿瘤样胃　*Helicobacter pylori* 未感染 |
| --- | --- |
| | 未分化型胃癌 |

早期胃癌研究会病例（2016 年 7 月）
[1] 長野赤十字病院消化器内科　〒380-8582 長野市若里 5 丁目 22-1
　E-mail : tokutake-k@nagano-med.jrc.or.jp
[2] 同　消化器外科
[3] 同　病理部
[4] 長野県立信州医療センター内視鏡センター

## 序言

　　近年来，胃癌与 *Helicobacter pylori*（*H. pylori*）感染之间的因果关系已经得到证实，胃癌患者的 *H. pylori* 感染状态大多数都是"活动性感染"或"既往感染（除菌后）"。另一方面，近年来，于未感染 *H. pylori* 的胃所发生的胃癌逐渐引人注目，目前已知的包括这 4 种类型：①贲门部癌，②胃上部发生的、胃底腺来源的胃癌以及低异型度胃型胃癌，③腺体交界处附近发现的未分化型癌（印戒细胞癌），④胃窦幽门部见到的"章鱼"状分化型腺癌。截至目前所报告的这类病变大部分都是比较小的早期胃癌，其中也有少数弥漫浸润型胃癌为未感染 *H. pylori* 的病例。

　　本次所报告的病例为 1 例局限的巨大黏膜下肿瘤（submucosal tumor，SMT）样未分化型进展期癌，对于 *H. pylori* 阴性的胃癌来说，这一形态极为罕见。

## 病例

患者：40 多岁，女性。

主诉：明确贫血原因（无自觉症状）。

既往史：无特殊。

家族史：无特殊。

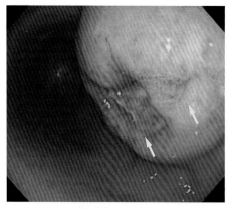

**图1** 就诊前外院胃镜图像。 实施活检前的胃镜图像，胃窦后壁可见 SMT 样隆起病变，中心部可见形态不规则溃疡以及口侧的小糜烂灶（0－Ⅱc 病变）。黄色箭头所指的是活检部位

**表1** 来院时血液检查结果

| | | | | | |
|---|---|---|---|---|---|
| WBC | 5,470/$\mu$L | AST | 15 IU/L | K | 3.7mEq/L |
| Neutro | 71.40% | ALT | 12 IU/L | Cl | 104mEq/L |
| Eosino | 2.20% | LDH | 141U/L | CRP | 0.01mg/dL |
| Baso | 0.90% | ALP | 138U/L | PT | 12.3sec |
| Mono | 5.90% | TP | 7g/dL | PT 活性 | 101% |
| Lymph | 19.60% | Alb | 4.6g/dL | APTT | 23.4sec |
| | | CK | 52U/L | FIBG | 228mg/dL |
| RBC | 490 万/$\mu$L | T-Bil | 0.6mg/dL | | |
| Hb | 11.6g/dL | BUN | 15.3mg/dL | 抗 *H. pylori* 抗体 | ＜ 3U/mL |
| Ht | 38% | Cr | 0.54mg/dL | | |
| Plt | 33.8 万/$\mu$L | Na | 142mEq/L | | |

生活史：偶尔饮酒，不吸烟。

现病史：健康查体时发现轻度贫血于外院就诊，胃镜检查发现胃窦后壁一处巨大的 SMT 样隆起性病变。于病变中心部的溃疡边缘以及口侧的糜烂处取了活检（**图1**，黄色箭头），两处均可见印戒细胞癌，20XX 年 10 月为求进一步诊疗被介绍到笔者所在医院。

入院时查体：无贫血、无黄疸、胸部无异常，腹部平软，未触及压痛和肿瘤。未触及表浅肿大淋巴结。其他查体无特殊。

**入院时血常规、血生化检查（表1）** Hb 11.6g/dL，另有几项指标提示贫血。血生化检查、肿瘤标记物（CEA、CA19-9）均在正常范围内。抗 *H. pylori* 抗体（荣研化学公司制作）低于 3U/mL。

**胃 X 线造影所见** 胃窦后壁可见 3cm 大的 SMT 样隆起性病变（**图2a**）。隆起边缘陡峭，病变中心部伴有形态不规则的溃疡。另外，溃疡口侧附近可见之前外院医生所提到的 0－Ⅱc 病变（**图2b**，黄色箭头）。

**胃镜所见** 背景黏膜未见萎缩，胃窦后壁可见 SMT 样隆起性病变（**图3a**）。其表面黏膜被与周围相连接的非肿瘤黏膜所覆盖。病变中心部可见形态不规则溃疡，溃疡边缘上皮被明显发红的再生上皮所覆盖（**图3b**）。溃疡口侧附近可见一处小糜烂灶（0－Ⅱc 病变）（**图3c**）。内镜检查时检测快速尿素酶试验结果为阴性。

**窄光内镜（narrow band imaging，NBI）**

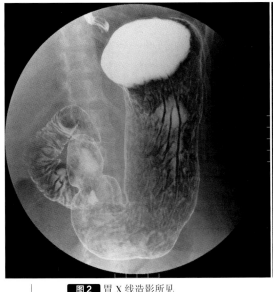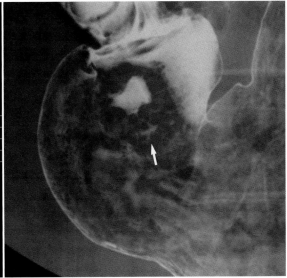

**图2** 胃 X 线造影所见

a 胃窦后壁可见 3cm 大小的 SMT 样隆起性病变。

b 病变中心部可见形态不规则溃疡。溃疡口侧附近可见在外院所提到的小糜烂灶（0–IIc 病变，黄色箭头）。

**放大观察** 病变中心部的溃疡边缘被明显发红的绒毛状上皮所覆盖，考虑为再生性变化。0–IIc 病变周围黏膜内可见微小血管口径不一致、蛇行，提示上皮下有肿瘤存在（**图3d**）。

溃疡底部被白苔覆盖，表面结构无法识别（**图3e**）。

**超声内镜所见** 肿瘤的一部分为全层性的胃壁增厚，以第 3 层最为明显。内镜下所见与 X 线造影所见有所不同，隆起的边缘相对较为平缓（**图4**）。

**腹部增强 CT 所见** 未见明显肿大淋巴结，未见肝脏以及双肺的远处转移。

20XX 年 11 月，于笔者所在医院消化外科接受幽门侧远端胃切除术。

**切除标本大体观** 胃窦后壁可见一处近乎圆形的隆起性病变（**图5a**）。表面的大部分被与周围相连接的非肿瘤性上皮覆盖，病变隆起的边缘较为平缓，肉眼观察与周围界线不甚清晰。病变中心部可见形态不规则的溃疡，其附近口侧端另可见一处 0–IIc 型病变（**图5b**，黄色箭头）。

**组织病理学所见** 病变中心部的溃疡周围黏膜内可见肿瘤细胞浸润（**图6a**），溃疡肛侧边缘被非肿瘤性的再生上皮覆盖（**图6b**）。溃疡底部被较厚的肉芽组织覆盖，肿瘤未露出表面（**图6c**）。溃疡口侧附近的糜烂灶周围上皮的正下方可见印戒细胞癌浸润，但表层被非肿瘤性上皮覆盖（**图6d、e**）。黏膜下层可见弥漫性浸润（**图6f**），直至浆膜层。

放大图像上肿瘤的分布如**图7**所示。未见所属淋巴结转移，肿瘤浸润一部分静脉。背景黏膜为没有萎缩性变化的胃底腺上皮，这一点符合未感染 *H. pylori* 的表现。镜下无法确认是否存在 *H. pylori* 感染。p53 免疫组化染色呈弥漫阳性，黏膜内的印戒细胞癌 MUC5AC 染色呈阳性，浸润部分的低分化癌 MUC5AC 染色呈散在阳性。肿瘤浸润部分中大部分 MUC6 染色呈阳性，局部呈不规则散在阳性。肿瘤全体 MUC2 染色阴性，肿瘤口侧边缘的黏膜下部分 CD10 染色呈阳性。肌层浸润部的 Ki–67 指数约 35%。另外，EBER（Epstein–Barr encoding region）染色为阴

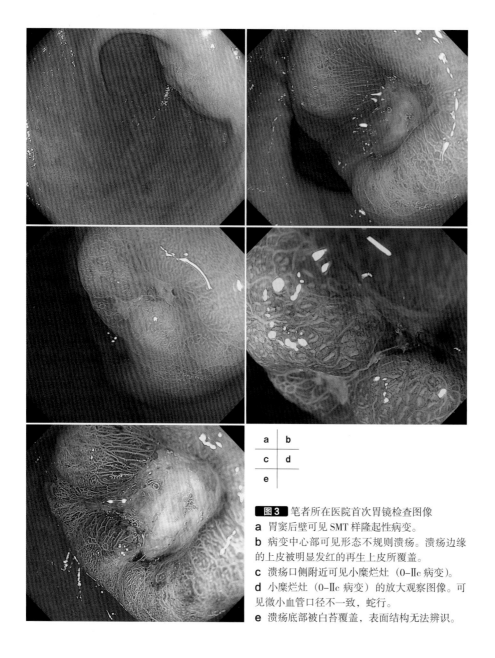

|   |   |
|---|---|
| a | b |
| c | d |
| e |   |

**图3** 笔者所在医院首次胃镜检查图像
**a** 胃窦后壁可见 SMT 样隆起性病变。
**b** 病变中心部可见形态不规则溃疡。溃疡边缘的上皮被明显发红的再生上皮所覆盖。
**c** 溃疡口侧附近可见小糜烂灶（0-Ⅱc 病变）。
**d** 小糜烂灶（0-Ⅱc 病变）的放大观察图像。可见微小血管口径不一致，蛇行。
**e** 溃疡底部被白苔覆盖，表面结构无法辨识。

性，E-cadherin 为弱阳性～阳性。

综上所述，最终诊断为 poorlydifferentiatedad enocarcinoma，pType5，por2≫sig，pT3（SS），sci，INFc，ly0，v2pN0，pPM0，pDM0，R0，Stage ⅡA。

**术后经过** 患者术后接受辅助化疗，前后口服了 1 年左右的 S1，至今术后已 1 年 4 个月，未见肿瘤复发迹象。

## 讨论

据报告，SMT 样形态的胃癌占外科切除的胃癌当中的大约 1.27%，是比较少见的一种病理形态。以黏膜下层浸润为主的胃癌有时需要与 GIST（gastrointestinal stromal tumor）相鉴别，鉴别的要点包括胃癌病变不规则的边缘以及扭曲的形状。胃癌表现为 SMT 样形态需要具备以下必

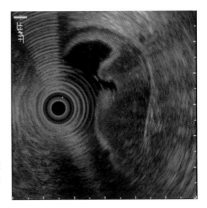

**图4** 超声内镜图像。肿瘤部分胃壁呈全层性肥厚，以第 3 层的肥厚为主。隆起的边缘较为平缓，病变范围不清晰

a | b

**图5** 切除标本大体观

**a** 新鲜切除标本大体观。胃窦后壁可见伴有凹陷的类圆形、隆起性病变。

**b** 固定标本后低倍放大图像。凹陷的口侧可见不规则形的小凹陷病变（0-Ⅱc 病变，黄色箭头）。

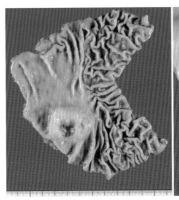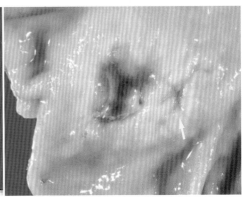

要条件，肿瘤在黏膜层内仅可见少量扩散，早期即浸润到黏膜下层，并且要在比黏膜下层更深的部位局部增殖。本病例的印戒细胞癌考虑为早期病变，病变在黏膜层内的横向扩展范围较小，在病变相对早期时就浸润到了黏膜下层内，低分化癌形成后、以黏膜下层为中心增殖，因此而形成了 SMT 样的形态。西野等总结了 207 例 SMT 样胃癌的特征，低分化（por）占 41.7%，管状腺癌（tub）占 36.9%。根据石黑等发表的 22 例 SMT 样胃癌的相关报告，其中有 4 例为局限于黏膜下层的 por2 型硬癌（scirrhous）病变，本病例的组织类型与这 4 例病变大致相仿。

本病例的血清抗体检测、快速尿素酶试验以及镜检法的结果均提示 H. pylori 阴性，胃镜检查时在胃体也可明确观察到 RAC（regular arrangement of collecting venules），手术切除标本中病变背景黏膜未见萎缩性改变。综上所述，考

虑本病变为未感染 H. pylori 相关胃癌。据报告，未感染 H. pylori 相关胃癌在外科切除的胃癌标本当中占 0.66%，在早期胃癌当中占 0.42%，是极为少见的一类病变。藤崎等报告称 H. pylori 阴性未分化型胃癌大多数的组织类型都是印戒细胞癌，多见于胃的中部、下部区域，多数在黏膜内癌阶段被检出，增殖能力相对较弱。本文所报告的病变同样位于胃下部区域，从溃疡周围的黏膜内病变中发现印戒细胞癌这点来推测，病变初期的黏膜内癌应该是以印戒细胞癌为主体的病变，是否符合藤崎等所报告的由小灶印戒细胞癌发展而来的病变尚不明确。

病变中心部的溃疡以及位于其口侧附近的 0-Ⅱc 病变的成因考虑有以下 3 点：①由于印戒细胞癌的面积较大，随着病变进展、其中心部形成了较大的溃疡，初期病变则残留在溃疡的两侧，口侧 0-Ⅱc 病变有可能就是因此而形成的；

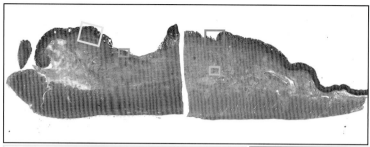

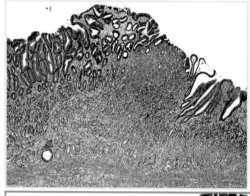

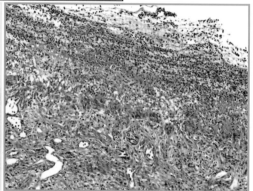

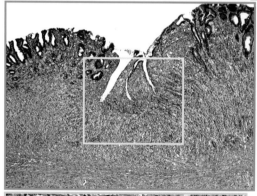

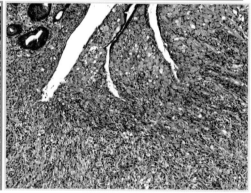

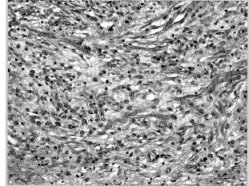

| a | |
|---|---|
| b | c |
| d | e |
| f | |

**图6** 组织病理学所见

**a** 病变剖面的放大图像。肿瘤以黏膜下层为主体的大范围浸润。

**b** 溃疡的肛侧边缘，黏膜的组织病理图像（HE 染色）。黏膜内可见肿瘤浸润。

**c** 溃疡底部的组织病理图像。表面被较厚的肉芽组织所覆盖。

**d** 溃疡口侧的小糜烂灶（O–IIc 病变）的组织病理图像。黏膜上层可见印戒细胞癌浸润，黏膜中层以及更深的层面可见低分化癌浸润。

**e** d 的浅蓝色部分放大图像。上皮化的部分可见印戒细胞癌浸润。

**f** 黏膜下层的高倍放大图像。具有明显核仁的未分化癌呈弥漫性浸润。

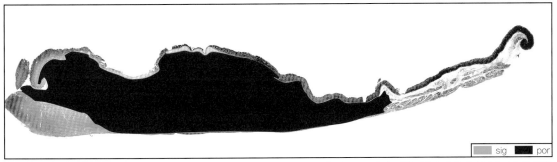

**图7** 病变剖面放大图像上的肿瘤分布。病变中心部溃疡的肛侧以及口侧的 0-Ⅱc 病变区域可见上皮化改变及印戒细胞癌分布。隆起的全体均可见低分化癌浸润，口侧一直浸润到隆起边缘

②黏膜下层的病变再次反向浸润到黏膜层，从而形成了溃疡口侧的 0-Ⅱc 病变；③本身就有多处印戒细胞癌存在，病变中心部的溃疡及其口侧附近的 0-Ⅱc 病变是互不相干的两处病灶。从剖面的组织分布来看，溃疡两端口侧及肛侧均可见到印戒细胞癌，因此推测①的可能性比较大，但是②、③的可能性也不能完全排除。

*H. pylori* 阴性未分化型胃癌的相关研究较少，九嶋等报告了 14 例 *H. pylori* 阴性未分化型胃癌，其中有 8 例是浸润超过 SS（浆膜层）的进展期癌。病变大体分型不详，但应该还是局部生长，与本文所报告的病例类似。关于细胞形态，早期癌以胃型居多，到了进展期癌以后则以肠型胃癌居多，本病例的黏膜下浸润癌组织内部分 CD10 染色呈阳性，提示肠型胃癌。

由于 *H. pylori* 的感染率逐渐降低，今后遇到的 *H. pylori* 阴性未分化型胃癌的可能会越来越多。目前仅有少量的有关 *H. pylori* 阴性未分化型胃癌的报告，望今后随着病例的累积，这一类型病变的特征以及临床经过能够进一步被阐明。

### 致谢

衷心感谢提供病理图像的福井县立病院病理诊断科的海崎泰治医生。

### 参考文献

[1] 結城豊彦，佐藤匡，石田一彦，他. 黏膜下腫瘍様の形態を示した胃癌—臨床および画像的特徴と鑑別診断. 胃と腸 38：1527-1536, 2003.

[2] 西野隆平，吉田真理子，松下栄紀，他. 黏膜下腫瘍様に発生し内視鏡的に 6 カ月間経過観察した胃低分化型腺癌の 1 例. ENDOSC FORUM digest dis 31：45-51, 2015.

[3] 石黒信吾，塚本吉胤，春日井務，他. 黏膜下腫瘍様の形態を示す胃癌—病理学的検討. 胃と腸 38：1519-1526, 2003.

[4] Matsuo T, Ito M, Takata S, et al. Low prevalence of *Helicobacter pylori*–negative gastric cancer among Japanese. Helicobacter 16：415-419, 2011.

[5] Ono S, Kato M, Suzuki M, et al. Frequency of *Helicobacter pylori*–negative gastric cancer and gastric mucosal atrophy in a Japanese endoscopic submucosal dissection series including histological, endoscopic and serological atrophy. Digestion 86：59-65, 2012.

[6] 藤崎順子，山本智理子，堀内祐介，他. *Helicobacter pylori* 陰性未分化型早期胃癌の特徴. 胃と腸 49：854-861, 2014.

[7] 九嶋亮治，松原亜季子，柿木里枝，他. *Helicobacter pylori* 陽性胃癌と陰性胃癌の比較—病理の立場から：*H.pylori* 陰性・非萎縮性黏膜に通常型胃癌は発生するのか. 胃と腸 42：967-980, 2007.

## Summary

A Large Submucosal Tumor-like Undifferentiated Type Gastric Cancer without *Helicobacter pylori* Infection, Report of a Case

Kojiro Tokutake[1], Koichi Sato, Masayuki Miyajima, Takefumi Kimura, Masafumi Maruyama, Toru Fujisawa, Hiromitsu Mori, Yoshiaki Matsuda, Shuichi Wada, Akihito Nishio[2], Masahide Watanabe[3], Taiji Akamatsu[4]

A woman in her 40s was referred to the Nagano Red Cross Hospital in October 2015 for further examination and treatment of gastric cancer. She had been diagnosed to be slightly anemic during a medical checkup and had undergone EGD（esophagogastroduodenoscopy） at another hospital. EGD revealed a large submucosal tumor-like protruded lesion with irregular-shaped ulcers and a small erosion in the posterior of the antrum ; biopsy specimens of the lesion showed signet ring cell carcinoma. When she visited our hospital, she had no complaints, and physical examination revealed no abnormal findings. EGD using a magnifying endoscope with narrow-band imaging showed an irregular microvascular pattern at the surface of the small erosion and suggested an undifferentiated adenocarcinoma in the subepithelial portion. No atrophic changes were observed in the background of the lesion. The rapid urease test and serological tests for *Helicobacter pylori* antibodies were negative. Endoscopic ultrasonography revealed diffuse wall thickening and disappearing of wall layer. Computed tomography showed no metastasis in the liver and lung. Distal gastrectomy was performed in November 2015. Histopathologically, the tumor was diagnosed as a poorly differentiated adenocarcinoma extending from the mucosal layer to the subserosal layer without metastasis into the lymph nodes.

[1]Internal Medicine, Gastroenterology, Nagano Red Cross Hospital, Nagano, Japan.
[2]Gastrointestinal surgery, Nagano Red Cross Hospital, Nagano, Japan.
[3]Division of Pathology, Nagano Red Cross Hospital, Nagano, Japan.
[4]Endoscopy Center, Nagano prefectural Shinshu Medical Center, Suzaka, Japan.

# 呈黏膜下肿瘤样形态的乳头状腺癌1例

入口 阳介[1]

小田 丈二

水谷 胜

高柳 聪

富野 泰弘

山里 哲郎

岸 大辅

大村 秀俊

清水 孝悦

桥本 真纪子

中河原 浩史[2]

中河原 亚希子[1]

长滨 正亚[3]

并木 伸[4]

山村 彰彦[5]

细井 董三[1]

**摘要●**患者为 60 多岁女性，没有特别的症状，来院行胃 X 线造影检查，发现胃体大弯下段一处伴有龛影的、接近 2cm 的黏膜下肿瘤样隆起。放射技师为了确认病变再次进行了摄片。读片医生发现龛影的肛侧边缘伴有淡染的阴影斑，由此考虑病变有可能是上皮性肿瘤，根据影像学读片标准将病变诊断为 category 4（可疑癌变），需要进一步检查。常规胃镜检查发现病变为顶端伴有溃疡的黏膜下肿瘤，靛胭脂喷洒观察明确可见病变周围的黏膜不规整，NBI 放大观察可见溃疡周围的不规则腺管。患者随后接受了保存幽门管的远端胃切除手术。组织病理学显示乳头状腺癌呈浸润性发育并向下方挤压。另外，溃疡的肛侧边缘存在有高分化腺癌。组织病理学诊断为 pType 0–I+III+IIc，T1b2（SM2，4，750$\mu$m），16mm×11mm×4mm，pap>tub1>tub2，gastric foveolar type，ly1，v0，pN1（1/34）。

**关键词**     胃黏膜    下肿瘤    乳头状腺癌    胃癌    *H. pylori*

[1] 東京都がん検診センター消化器内科    〒 183–0042 東京都府中市武蔵台 2 丁目 9–2
E–mail：yousuke_iriguchi@tokyo–hmt.jp
[2] 日本大学病院消化器病センター
[3] 昭和大学藤が丘病院消化器内科
[4] 都立多摩総合医療センター消化器内科
[5] 東京都がん検診センター検査科

## 序言

非上皮性肿瘤的胃黏膜下肿瘤以及上皮性肿瘤的胃癌从表面性状等特征大多数情况下是比较容易相鉴别的，但是在少数胃癌病例中也会有呈黏膜下肿瘤样的形态发育，给诊断增加了困难。迄今为止，已报告过的呈黏膜下肿瘤样形态的胃癌有以下几种：①实性低分化腺癌，②淋巴细胞浸润癌，③内分泌肿瘤，④黏液癌，⑤黏膜下异位性胃腺体来源的癌，⑥病灶周边可见局灶纤维化的胃癌，主要以低分化癌居多。另外，

上消化道 X 线造影的相关读片标准如下：不足 2cm 的黏膜下肿瘤定义为 category 2（经过观察），2cm 以上的定义为 category 3a（需要进一步检查），顶部伴有溃疡或 delle 形成的定义为 category 3b，溃疡周围可见不规则黏膜的定义为 category 4（可疑癌变）。本文所报告的病例为黏膜上方发育的乳头状腺癌，呈隆起形态，并且向黏膜下层压迫性浸润，外观呈黏膜下肿瘤样形态。在此就该病变的 X 线造影图像、内镜图像以及发育进展的关系做一深入的讨论。

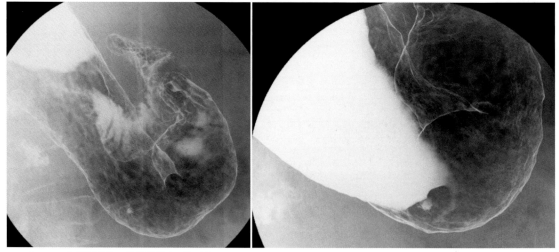

**图1** 胃X线造影检查（初步）

**a** 俯卧位气钡双重造影第2斜位图像。胃体大弯下段可见钡斑存留。

**b** 追加摄片俯卧位气钡双重造影第2斜位。将钡剂存积于病变周围后摄片。

# 病例

患者：60多岁，女性。

主诉：健康查体时行上消化道X线造影发现异常，为求进一步检查来院就诊。

既往史：阑尾炎（18岁）。

家族史：无特殊。

现病史：20XX例行健康查体时行上消化道X线造影发现异常，为求进一步检查来院就诊。

入院时情况：身高155cm，体重54.5kg，血压132/88mmHg，体温36.2℃。眼球结膜无黄疸，无贫血。心音、呼吸音正常。表浅淋巴结未触及。腹部平坦、柔软，无压痛，未触及肿瘤。

入院时检查：总胆固醇313mg/dL高出正常上限，其他指标未见异常，肿瘤标记物均在正常范围内。*Helicobacter pylori*（*H. pylori*）抗体低于3U/mL，PG（pepsinogen）Ⅰ/Ⅱ比为3.4（PGⅠ：30.38，PGⅡ：8.93），PG法阴性。

**胃X线造影检查（图1）** 新·胃X线摄影法中的俯卧位气钡双重造影第2斜位图像上可见胃体大弯下段一处钡斑（**图1a**）。放射技师在透视观察时注意到了钡斑，随后在病变周围充盈钡剂，确认了病变的存在并做出进一步诊断（**图1b**）。读片过程如下，病变为接近2cm大的黏膜下肿瘤样隆起，顶端可见钡剂存留（龛影），另于病变肛侧边缘见小阴影斑，根据日本消化器癌检诊学会的读片标准（category分类）将病变诊断为比3a级（确实有病变存在，但不能肯定是良性，需要进一步检查）更高一级的4级（可疑恶性），建议进一步检查。

**进一步胃X线造影检查图像（图2）** 少量注气的仰卧位正面图像上（**图2a**），肿瘤口侧的隆起边缘较为陡峭，顶部的溃疡在侧位图片上显示为龛影。

仰卧位气钡双重造影第1斜位图像（**图2b**）上，龛影周围可见淡染的钡斑，肛侧也可见线状阴影。

将钡剂流向病变周围后摄片图像（**图2c**），黏膜下肿瘤样隆起的前壁侧部分与后壁侧部分呈不对称性、不均一分布。①龛影周围淡染阴影斑，②非对称性的黏膜下肿瘤样隆起，③仅有2cm大但表面可明确见到龛影形成。综合以上3点，X线造影的诊断定为呈黏膜下肿瘤样形态的上皮性肿瘤而不是非上皮性肿瘤的黏膜下肿瘤伴有表面溃疡形成。压迫后（**图2d**）观察，病变质地较实性肿瘤更为坚硬，且缺乏弹性。

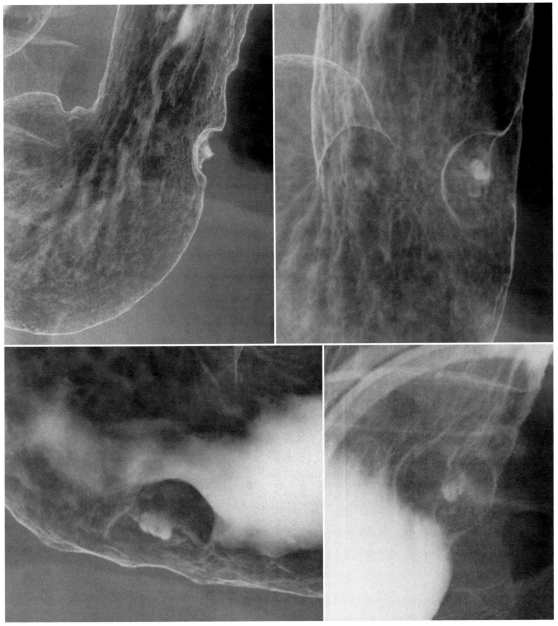

**图2** 胃X线造影检查（追加摄片）

|   |   |
|---|---|
| **a** | **b** |
|   |   |
| **c** | **d** |

**a** 少量注气情况下的仰卧位气钡双重造影正面图像。可见侧面伴有龛影的隆起性病变。

**b** 仰卧位气钡双重造影第1斜位。龛影周围可见淡染的阴影斑。

**c** 将钡剂流向病变周围的同时追加摄片。可见非对称性的黏膜下肿瘤样隆起。

**d** 压迫像。病变较实性肿瘤更为坚硬。

**胃镜图像（图3）** 常规内镜图像（**图3a**）上，胃体部黏膜皱襞消失，但却并未见到斑状发红等炎症性改变，因此诊断为 *H. pylori* 既往感染。胃体大弯下段可见表面伴有溃疡形成的黏膜下肿瘤样隆起，翻转观察（**图3b**）可见溃疡周围不均一的发红色调黏膜以及小糜烂灶。靛胭脂喷洒图像（**图3c**），溃疡肛侧边缘可见伴有小糜烂灶的不规整黏膜。同部位的 NBI（narrow band

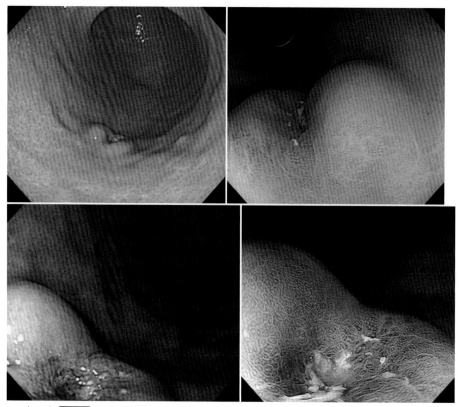

|     |     |
| --- | --- |
| a   | b   |
| c   | d   |

**图3** 胃镜图像
**a** 常规胃镜图像（正面观察）。胃体黏膜皱襞消失，未见斑状发红。
**b** 常规胃镜图像（翻转观察）。
**c** 靛胭脂喷洒图像。溃疡肛侧可见不规整黏膜。
**d** NBI放大内镜图像。溃疡肛侧可见不规则腺管结构。

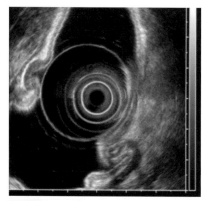

**图4** EUS图像

imaging）放大图像（**图3d**），可见排列不规整、形状不均一的腺管形成，溃疡内部可见厚白苔附着。胃镜下诊断为腺管结构尚完整的胃癌。

超声内镜（endoscopic ultrasonography，EUS）图像（**图4**），第1层、第2层的黏膜层中断，如同被溃疡底部牵拉一样，并可见低回声肿瘤挤压第3层的改变。肿瘤与第4层不相连，浸润深度诊断为T1b（SM）。

**切除标本大体观（图5）** 所实施的手术为腹腔镜下保存幽门的远端胃切除术（**图5a**）。从小弯侧的前壁侧（**图5a**，黄色点）切开并固定标本，同时记录大弯线（**图5a**，绿色点）。病变为2cm大小的黏膜下肿瘤样隆起，顶部可见一

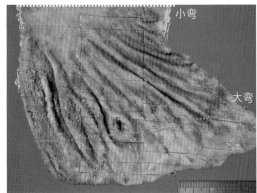

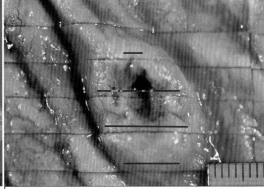

小弯

大弯

—— pM: tub1    —— pSM: pap

a | b
——
　 c

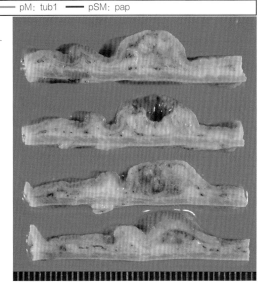

**图5** 切除标本大体观
**a** 腹腔镜下保存幽门环的胃切除术。
**b** 标本固定图像。
**c** 剖面图像。

深溃疡。标本固定图像（mapping 像）上，tub1 黏膜内癌标记用绿色线标出，乳头状腺癌的黏膜下层浸润部分用红色线标出（**图5b**）。

病变剖面如**图5c**所示，可见以黏膜下层为中心的略呈灰白色调的肿瘤，溃疡形成以外的部分被正常黏膜所覆盖。

**组织病理学图像（图6）** 乳头腺癌朝向黏膜下层方向呈挤压态势浸润增殖（**图6a**）。黏膜肌层的走行方向用蓝色线表示。溃疡形成的边缘处黏膜肌层中断，desmin 免疫组化染色图像上（**图6b**），黏膜肌层在溃疡边缘部向下方弯曲，由此得知癌腺管朝向黏膜下层方向呈挤压态势浸润增殖。病变肛侧的黏膜肌层仅可见少量残留，

可见黏膜层内存在有高分化腺癌（**图6c**）。

高倍镜下观察，乳头状腺癌向下方压迫、浸润，增殖最活跃的部位可见淋巴滤泡形成，但是病变的表层部仅可见少量间质增生（**图6d**）。黏液性质如下：MUC5AC（+++），MUC6（−），CD10（−），MUC2（−），HER2（−）（**图6e**）。病变向下浸润深度确定为 4,750$\mu$m（**图6f**）。No.4d 淋巴结内可见微小转移灶（**图6g**）。

综上所述，最终的组织病理学诊断为 papillary adenocarcinoma of the stomach, pylorus preserving gastrectomy. pType 0−I+III+IIc, pT1b2（SM2, 4,750$\mu$m），16mm×11mm×4mm，pap＞tub1＞tub2, gastric foveolar type, ly1, v0, pN1（1/34）。

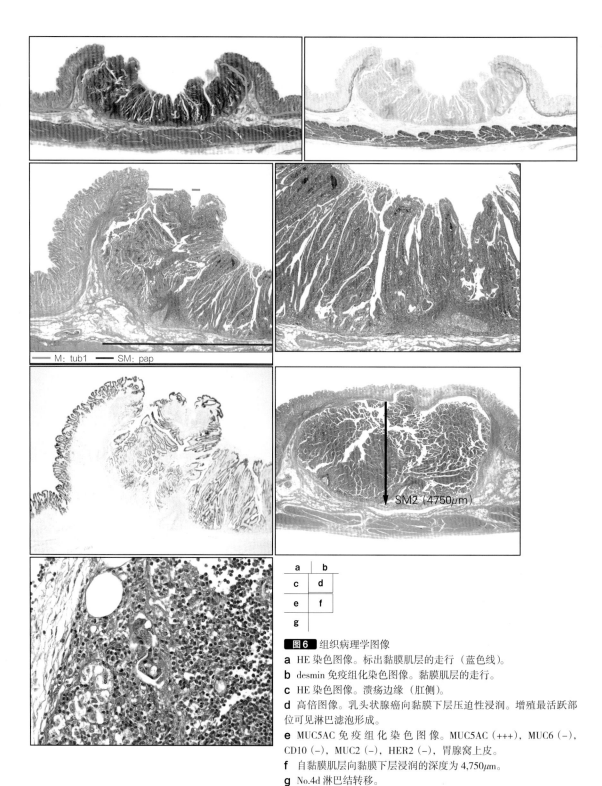

M：tub1　　SM：pap

SM2〔4750μm〕

| a | b |
|---|---|
| c | d |
| e | f |
| g | |

**图6** 组织病理学图像

**a** HE 染色图像。标出黏膜肌层的走行（蓝色线）。

**b** desmin 免疫组化染色图像。黏膜肌层的走行。

**c** HE 染色图像。溃疡边缘（肛侧）。

**d** 高倍图像。乳头状腺癌向黏膜下层压迫性浸润。增殖最活跃部位可见淋巴滤泡形成。

**e** MUC5AC 免疫组化染色图像。MUC5AC（+++），MUC6（-），CD10（-），MUC2（-），HER2（-），胃腺窝上皮。

**f** 自黏膜肌层向黏膜下层浸润的深度为 4,750μm。

**g** No.4d 淋巴结转移。

**表1** 胃乳头状腺癌形成黏膜下肿瘤样隆起的病例

| 报告者 | 年龄(岁) | 性别 | 大小(mm) | 部位 | 浸润深度 | 凹陷 | 活检诊断 | 治疗 |
|---|---|---|---|---|---|---|---|---|
| 八百坂 等 | 63 | M | 15×15 | 胃窦前壁 | SM | 有 | ○ | 开腹手术 |
| 小松 等 | 45 | M | 不明 | 胃上部小弯 | SM | 不明 | 不明 | 不明 |
| 高桥 等 | 39 | F | 30×25 | 胃上部大弯 | SM | 无→有(3年) | × | 开腹手术 |
| 光野 等 | 81 | M | 20 | 胃窦大弯 | SM | 有 | ○ | 不明 |
| Ohara 等 | 48 | | 20 | 胃窦前壁 | SE | 无→有(7个月) | × | 开腹手术 |
| 柴本 等 | 79 | M | 55 | 胃下部小弯 | SE | 无 | ○ | 开腹手术 |
| 冈本 等 | 57 | F | 10 | 胃上部大弯 | SM | 无→有(5年) | ○ | 开腹手术 |
| 福田 等 | 72 | F | 15×8 | 胃上部后壁 | SM | 有 | × | 开腹手术 |
| 川久保 等 | 73 | M | 15×10 | 胃窦大弯 | SM | 无→有(1年半) | ○ | 腹腔镜手术 |
| 平岛 等 | 70 | M | 15×15 | 胃上部大弯 | M | 有 | ○ | 腹腔镜手术 |
| 本病例 | 72 | F | 16×11 | 胃中部大弯 | SM | 有 | ○ | 腹腔镜手术 |

# 讨论

非上皮性肿瘤的胃黏膜下肿瘤与上皮性肿瘤的胃癌二者的鉴别诊断方面一直争议不断,迄今为止已报告过为数不少的病例,这类呈黏膜下肿瘤样形态的胃癌有以下几种:①实性低分化腺癌,②淋巴细胞浸润癌,③内分泌肿瘤,④黏液癌,⑤黏膜下异位性胃腺体来源的癌,⑥病灶周边可见局灶纤维化的胃癌,以低分化癌居多。本病例为乳头状腺癌、向黏膜下层呈挤压态势发育,因此表现为类似黏膜下肿瘤的形态,组织病理学诊断上在明确病变为乳头状腺癌之前是无法推测出之前所述的组织结构的。乳头状腺癌向黏膜下层浸润、外形呈黏膜下肿瘤样隆起的病例迄今为止报告过 10 例,本病例为第 11 例(**表1**),这当中无论哪个病例都是在术前被诊断为呈黏膜下肿瘤样形态的胃癌,但是报告称从影像学和内镜图像上是无法推测出乳头状腺癌发育的组织病理学图像的(**表1**)。

本病例被发现的契机为有针对性的上消化道 X 线造影检查,放射技师在透视观察的过程中注意到了胃体下部的钡斑(**图1a**),随后立即将钡剂流向病变周围追加摄片,不仅明确了病变的存在并且还做出了进一步的诊断(**图1b**)。新版胃 X 线摄影法的普及提高了上消化道 X 线造影的诊断效率。加强团队医疗合作,当放射技师在检查过程中注意到任何异常以及胃的形态导致观察效果欠佳时,适当补充追加摄片有助于提高上消化道 X 线造影的诊断准确性。

回顾一下本病例的追加 X 线摄片图像,不仅明确了存在有伴有龛影的黏膜下肿瘤这一点,并且还观察到了龛影周围的不规整点状~线状阴影,鉴于病变的大小以及伴有溃疡形成,根据日本消化器癌检诊学会的读片标准(category)将其判定为 4 级(可疑癌变)而不是 3a 级(病变确实存在,但需要鉴别良恶性),从而使得患者接受了进一步的检查。在追加 X 线造影图像上(**图2a ~ c**)隆起的边缘较为清晰,鉴于病变的尺寸,伴有溃疡形成,不规则的形态,溃疡周围淡染阴影斑以及非对称性黏膜下肿瘤样隆起形态等因素,诊断考虑为上皮性肿瘤浸润、形成黏膜下肿瘤样隆起的可能性较大。压迫后观察,病变质地较实性肿瘤更为坚硬，且缺乏弹性。常规胃镜图像上，溃疡边缘呈不规则样并可见点状发红，靛胭脂染色观察可见伴有小糜烂灶形成的不规整黏膜，NBI放大内镜图像上溃疡周围一部分黏膜内可见不规则腺管形成。EUS图像上将病变诊断为以黏膜下层为中心发育的低回声肿瘤。综上所述，病变可诊断为黏膜下肿瘤样发育的胃癌，但是直到看到组织病理学图像之前是很难推测出病变为朝向黏膜下层发育的乳头状腺癌的。

另外，本病例的 *H. pylori* 抗体值为 3U/mL，PG 法结果为阴性，按照 ABC 分类应当纳入 A 类。由于患者并没有明确除菌史，因此诊断为 *H. pylori* 既往感染。观察背景黏膜，发现胃体部黏膜皱襞消失，但是黏膜面相对平滑，也并未观察到提示活动性胃炎的斑状发红。

## 结语

本文报告了 1 例呈黏膜下肿瘤样形态发育进展的乳头状腺癌，胃 X 线造影发现了伴有溃疡形成的黏膜下肿瘤，在透视基础上进一步追加摄片观察到了溃疡周围钡剂淡染的不规整黏膜，从而检出了读片标准 category 4 级（可疑癌变）的病变。此外，*H. pylori* 抗体值偏低、结果为阴性，考虑为 *H. pylori* 既往感染，结合背景黏膜所见考虑为 ABC 分类中的 A 类。本文所报告的病例不仅描述了乳头状腺癌的发育进展模式，同时也涉及病变发现以及临床诊断上的一些细节，是个有趣的病例。

**参考文献**

[1] 日本胃癌学会 (編). 胃癌取扱い規約，第 14 版. 金原出版，2010.

[2] 長南明道，望月福治，結城豊彦，他. 黏膜下腫瘍の形態を示した胃癌の内視鏡診断. 胃と腸 30：777-785，1995.

[3] 浜田勉，近藤健司，斎藤聡，他. 胃黏膜下腫瘍—X 線内視鏡像と鑑別診断のポイント. Mod Physician 25：783-789，2005.

[4] 武本憲重，馬場保昌，加来幸生，他. 黏膜下腫瘍の形態を示した胃癌の X 線診断. 胃と腸 30：759-768，1995.

[5] 結城豊彦，佐藤匡，石田一彦，他. 黏膜下腫瘍様の形態を示した胃癌—臨床および画像の特徴と鑑別診断. 胃と腸 38：1527-1536，2003.

[6] 石川勉，廣田映五，板橋正幸，他. 膠様腺癌像を示した早期胃癌の臨床病理学的検討. Prog Dig Endosc 消内鏡の進歩 20：133-137，1982.

[7] 石黒信吾，塚本吉胤，春日井務，他. 黏膜下腫瘍様の形態を示す胃癌—病理学的検討. 胃と腸 38：1519-1526，2003.

[8] 安保智典，佐藤利宏，今村哲理，他. 遡及的に 5 年間の形態変化が確認できた異所性胃黏膜異型腺管より発生した胃癌の 1 例. 胃と腸 38：1551-1556，2003.

[9] 上堂文也，飯石浩康，石黒信吾，他. 黏膜下腫瘍様の形態を呈し術前診断が困難であった胃粘液癌の 1 例. 胃と腸 38：1557-1561，2003.

[10] 中井呈子，細井董三，山村彰彦，他. 黏膜下腫瘍様の転移巣が先に発見された早期胃内分泌細胞癌の 1 例. 胃と腸 38：1831-1837，2003.

[11] 日本消化器がん検診学会胃がん検診精度管理委員会 (編). 新・胃 X 線撮影法ガイドライン，改訂版 (2011 年). 医学書院，2011.

[12] 日本消化器がん検診学会胃 X 線検診の読影基準に関する研究会 (編). 胃 X 線検診のための読影判定区分アトラス. 南江堂，2017.

[13] 八百坂透，佐藤隆啓，川端規弘，他. 診断困難であった胃の高分化型腺癌の 1 例. 胃と腸 24：81-87，1989.

[14] 小松幸久，吉田明義，山本幸弘，他. 胃黏膜下腫瘍様形態をしめした早期胃癌の 1 例. 臨と研 59：1931-1934，1982.

[15] 高橋一昭，藤田昌宏，大森幸夫，他. 黏膜下腫瘍様の形態を示した胃早期癌 (カルチノイドとの共存) の一症例. 日臨外医会誌 44：354，1983.

[16] 光野正人，日山雅之，吉岡一由，他. 異所性胃黏膜より発生したと思われる黏膜下腫瘍型早期胃癌の 1 例. Gastroenterol Endosc 29：749，1987.

[17] Ohara N, Tominaga O, Uchiyama M, et al. A case of advanced gastric cancer resembling submucosal tumor of the stomach. Jpn J Clin Oncol 27：423-426，1997.

[18] 柴本昌昭，長田達郎，巴雅威，他. 黏膜下腫瘍の形態を呈した進行胃乳頭腺癌の 1 例. 聖マリアンナ医大誌 25：223-227，1997.

[19] 岡本博司，板東輝美，河野奈緒，他. 黏膜下腫瘍様形態を呈した早期胃癌の 2 例. 高知赤十字病医誌 9：31-35，2001.

[20] 福田直子，小田修治，辻上孝司，他. 黏膜下腫瘍様の形態を呈し，黏膜下異所性腺管からの発生が示唆された早期胃癌の 1 例. Gastroenterol Endosc 49：2498-2503，2007.

[21] 川久保尚徳，西条寛平，岡本康治，他. 約 1 年半の経過観察で黏膜下腫瘍様形態を呈した早期胃癌の 1 例. Gastroenterol Endosc 52：1408-1414，2010.

[22] 平嶋勇人，中道太郎，北沢尚子，他. 黏膜下腫瘍様の形態を呈した早期胃癌 (黏膜内癌) の 1 例. 胃と腸 49：110-117，2014.

## Summary

Papillary Adenocarcinoma Presenting with Submucosal
Tumor-like Morphology, Report of a Case

Yousuke Iriguchi[1], Johji Oda,
Masaru Mizutani, Satoshi Takayanagi,
Yasuhiro Tomino, Tetsurou Yamazato,
Daisuke Kishi, Hidetoshi Ohmura,
Takayoshi Shimizu, Makiko Hashimoto,
Hiroshi Nakagawara[2], Akiko Nakagawara[1],
Masatsugu Nagahama[3], Shin Namiki[4],
Akihiko Yamamura[5], Tozo Hosoi[1]

A 6X-year-old female patient visited for a regular check-up. On undergoing an abdominal X-ray as part of the population-based screening, a submucosal tumor-like projection of just less than 2cm in size accompanied by a niche in the peak of the greater curvature of the lower body of the stomach was detected. Therefore, the patient underwent further examination and investigations at our department. As rugae were absent on the body of the stomach, she was diagnosed with severe atrophy. Because detailed abdominal X-ray imaging revealed punctiform to linear barium spots around the niche with asymmetrical submucosal tumor-like protrusion area, an endothelial malignant tumor infiltrating and growing in the submucosa was diagnosed. Upper gastrointestinal endoscopy revealed a submucosal tumor accompanied by ulceration at the tip, and indigo carmine dye revealed irregular surrounding mucosa. Narrow-band imaging endoscopy revealed a large irregular duct around the ulceration. Pylorus-preserving distal gastrectomy was performed. Histopathology indicated that a papillary adenocarcinoma had infiltrated and grown downward while displacing tissue, thereby exhibiting a submucosal tumor-like appearance. The histopathological diagnosis was pType 0-I+III+IIc, T1b2 [ SM2 (4,750$\mu$m) ], 16×11×4mm, pap > tub1 > tub2, gastric foveolar type, ly1, v0, pN1 (1/34 ).

[1] Department of Gastroenterology, Tokyo Metropolitan Cancer Detection Center, Tokyo.
[2] Department of Digestive Disease Center, Nihon University Hospital, Tokyo.
[3] Department of Gastroenterology, Showa University Fujigaoka Hospital, Yokohama, Japan.
[4] Department of Gastroenterology, Tokyo Metropolitan Tama Medical Center, Tokyo.
[5] Department of Pathology, Tokyo Metropolitan Cancer Detection Center, Tokyo.

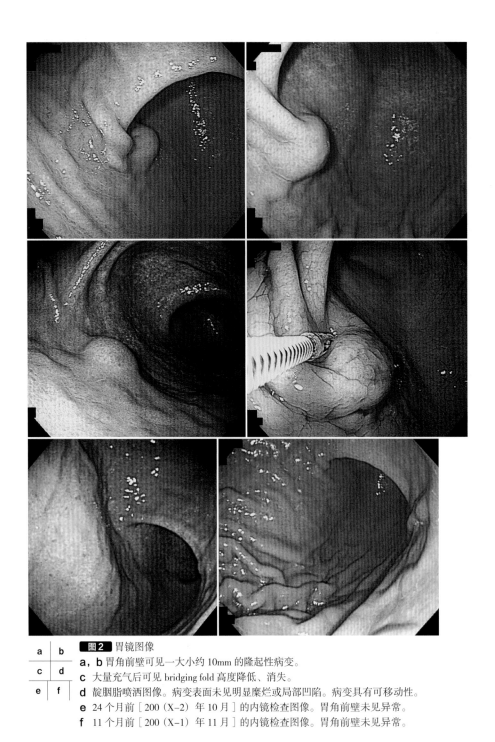

|     |     |
| --- | --- |
| a   | b   |
| c   | d   |
| e   | f   |

**图2** 胃镜图像

**a，b** 胃角前壁可见一大小约 10mm 的隆起性病变。

**c** 大量充气后可见 bridging fold 高度降低、消失。

**d** 靛胭脂喷洒图像。病变表面未见明显糜烂或局部凹陷。病变具有可移动性。

**e** 24 个月前［200（X−2）年 10 月］的内镜检查图像。胃角前壁未见异常。

**f** 11 个月前［200（X−1）年 11 月］的内镜检查图像。胃角前壁未见异常。

膜，边界不清晰（**图 4a**）。虫体周围可见类上皮细胞肉芽肿，外周被大量淋巴细胞及嗜酸性粒细胞包绕。病变的一部分组织内还可观察到多核巨细胞（**图 4b，c**）。黏膜固有层深部除淋巴滤泡

以外并未见到其他异常。

病理诊断明确后检测血液中的抗 Anisakis IgG・IgA 抗体，数值为 1.70（正常：1.5 以下），结果为阳性，IgE（RIST）值 361 IU/mL，同样高

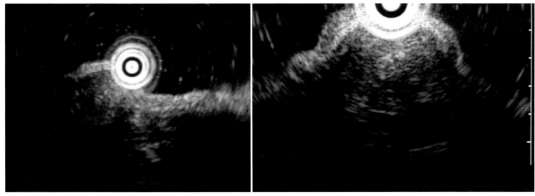

<table>
<tr><td>a</td><td>b</td></tr>
</table>

**图3** EUS 图像（细径探头）

a 第 4～5 层内可见低回声肿瘤。界线不清晰。

b 病变内部回声较均已，中心部可观察到椭圆形的高回声结构。

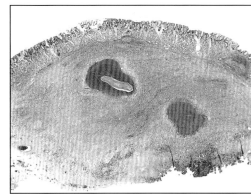

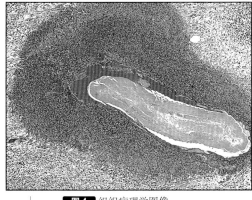
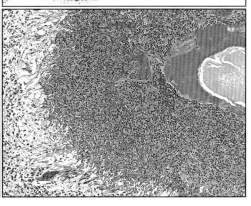

<table>
<tr><td rowspan="2">a</td><td></td></tr>
<tr><td>b</td><td>c</td></tr>
</table>

**图4** 组织病理学图像

a 黏膜下层内可见淋巴滤泡与吞噬异物的炎症细胞所形成的肿瘤。黏膜深层内也可观察到淋巴滤泡。

b 黏膜下层内可见类似 Anisakis 的虫体。寄生虫周围被类上皮细胞肉芽肿所包围。

c 可见大量嗜酸性粒细胞浸润。部分组织内可观察到多核巨细胞。

于正常上限。再次问诊后得知患者以及家人近期并未出现过腹痛及呕吐等疑似急性胃 Anisakis 症的症状。由于患者无自觉症状，最终诊断定为缓和型胃 Anisakis 症（嗜酸性粒细胞性肉芽肿）。术前的 EUS 检查并未能确诊病变，因此 ESD 有助于确定病变的诊断。

## 讨论

Anisakis 症 为 Anisakis 亚科 的（Anisakis）线虫以及相同亚科的 Terranova 属的新线虫侵入人体后所引起的疾病。据报告，胃 Anisakis 症占 65.2%，肠 Anisakis 症占 30.4%，腹腔（腹膜及内脏）Anisakis 症占 3.4%。由于人体并非最终宿主，经口摄取感染虫体的鱼类或鱿鱼类食物后，第Ⅲ期幼虫随之侵入人体，4 ~ 8h 后 Anisakis 症发病。患病经历、特别是听取饮食内容以及虫体的确认对于诊断十分重要。虫体确认在 EGD 检查时进行，极少数情况下由于多个虫体的存在观察到虫体刺入黏膜，但是仅发现一处上述改变依然不能掉以轻心，进一步检查还是十分有必要的。抗 Anisakis 抗体也可辅助诊断，但是日本人大多为隐性感染，正常人当中抗 Anisakis 抗体阳性率也有 10% ~ 20%。

根据临床症状可分为暴发型（fulminant form）与缓和型（mild form）这两大类，与之相对应的病理类型为蜂窝织炎与肉芽肿。该病的大部分为暴发型，虫体刺入引起Ⅰ型，Ⅲ型超敏反应从而形成蜂窝织炎。发病时伴有胃黏膜皱襞肿大，有时会出现巨大的 vanishing tumor，通常会在 1 ~ 2 周自行消失。过去有理论称对 Anisakis 不敏感的机体不会发生 Anisakis 症，但这一理论却随后被否定。

另一方面，缓和型 Anisakis 症也被称作慢性型 Anisakis 症，其发生率 2% ~ 4%，相对较为少见。该类型病变基本上都是初次感染 Anisakis 线虫，机体对幼虫及其放出的代谢产物和蜕皮液等产生的异物反应形成脓肿，随后异物反应逐渐缓和，脓肿移行为肉芽肿。外观呈小型隆起性病变或隆起凹陷性病变。组织学上可观察到以尚未死亡但已崩塌的虫体为中心的嗜酸性粒细胞性肉芽肿以及脓肿。

本文中，笔者回答了术前 EUS 检查时遇到的一些问题，同时也回顾了一些相关的知识。使用 20MHz 的细径 EUS 探头观察到病变主体位于第 4 ~ 5 层，黏膜表面未见明显糜烂及发红，但具有一定的可移动性，由此考虑该病变有可能是黏膜肌层来源的平滑肌瘤、GIST，seperated type 的异位胰腺以及 IFP 等疾病。病变边界不清晰，肿瘤中心部一直可见圆形 ~ 椭圆形的高回声结构。此时还并未有文献报道过某种疾病具有这种特征性的 EUS 改变，因此实施了诊断性的 ESD 切除。佐佐木等报告过这种 central hyperechogram 征象，腹腔内的 Anisakis 肉芽肿也可以表现为类似的征象，这一征象也可以被认为是 Anisakis 肉芽肿的特征性改变。淋巴细胞及嗜酸性粒细胞等密集的细胞团块形成的肉芽肿在 EUS 上表现为低回声肿瘤，而位于病变中心部的虫体则表现为高回声结构。

在发现这个病变之前的几次内镜检查中均未见到异常征象。由于该病变是在短时间内形成的 SMT，带着诊断兼顾治疗目的实施了 ESD。自身曾经治过在经过观察期间迅速增大，从而被当作疑似恶性 SMT 而接受了胃切除手术的病例，类似的病例也曾被报告过。本病例为 1 例没有明显症状的缓和型 Anisakis 症，由于病变在短时间内形成加上特征性的 central hyperechogram 征象，对于预防不必要的外科手术（unnecessary surgery）具有极为重要的意义。

## 结语

本文报告呈典型 EUS 改变 central hyperechogram 的胃 Anisakis 性肉芽肿 1 例。ESD 可有助于胃 SMT 的诊断。

**参考文献**

[1] 村島義男，今村哲理，佐藤利宏. いわゆる胃好酸球性肉芽腫（広義）—寄生虫性，とくに，アニサキス肉芽腫について. 臨消内科 6: 1333-1339, 1991.

[2] 松本主之，藤澤聖，迫口直子，他. 消化管アニサキス

症．胃と腸 37：429–436, 2002.

[3] 唐沢洋一，平福一郎，星和男．最近の消化管アニサキス
について．医事新報 3413：43–46, 1989.

[4] 大滝秀穂，月岡照晴．日本海沿岸における胃アニサキス
症―福井県における現状調査．Gastroenterol Endosc 30：
2717–2719, 1988.

[5] 齋藤忠範，池田成之，本間久登，他．比較的まれな胃黏
膜下腫瘍の超音波内視鏡像―アニサキス肉芽腫，リンパ
管腫，グロムス腫瘍．Gastroenterol Endosc 35：1639–
1640, 1993.

[6] 佐々木欣郎，宮地和人，青木秀和，他．胃アニサキス肉
芽腫2例の超音波内視鏡像．Gastrointest Endosc 44：
996–1000, 2002.

[7] 小原弘嗣，増田靖彦，平井利幸．腹腔鏡下胃局所切除術
を施行した胃アニサキス好酸球肉芽腫の1例．日内視鏡
外会誌 11：445–449, 2006.

[8] 窪田忠夫，永井基樹，大森敏弘，他．興味ある超音波所
見を呈した腹腔内アニサキス性肉芽腫の1例．超音波医
33：221–227, 2006.

[9] 牧之段潔，濱田薫，木村弘，他．胃の寄生虫性肉芽腫と
Inflammatory fibroid polyp が併存した1例．J Nara Med Ass
55：323–330, 2004.

[10] 二宮一郎，小泉浩一，坂井雄三，他．胃アニサキス肉芽
腫の一症例．Prog Dig Endosc 60：65, 2001.

[11] 浅川真巳，飯塚秀彦，関川敬義，他．緩和型胃アニサキ
ス症による胃肉芽腫症の1例．Endosc Forum Digest Dis
13：69–72, 1997.

## Summary

Eosinophilic Granuloma with Characteristic EUS Image
in Gastric Anisakidosis, Report of a Case

Toshifumi Ozawa[1,2], Masamitsu Unakami[3]

A male in his 50's with a gastric SMT presented for a health checkup. Gastrography and gastroscopy revealed a small SMT, 10mm in size, in the anterior wall of the angle. Endoscopic ultrasonography revealed a hypoechoic mass with central hyperechogram. No SMT lesion was detected in the gastric angle on previous EGDs. ESD was performed for definitive diagnosis. Histological findings revealed an inflammatory mass with lymphoid follicles and Anisakis larvae in the submucosal layer. This granuloma comprised numerous eosinophils and lymphocytes. Our patient exhibited no symptoms ; thus, he was diagnosed with a mild form of anisakidosis. The central hyperechoic region corresponded to the bodies of the Anisakis mites and is a characteristic finding in gastric anisakidosis granulomas. It is important to completely recognize the central hyperechogenicity within the hypoechoic mass on EUS to avoid unnecessary surgery.

[1]Department of Gastroenterology, Sato Hospital, Yurihonjo, Japan.
[2]Department of Gastroenterology, Inuyama Central Hospital, Inuyama, Japan.
[3]Department of Pathology, Watari Hospital, Fukushima, Japan.

# 术前未能确诊的隆起型淋巴瘤的一个病例

石桥 英树[1]

二村 聪[2]

富冈 祯隆[1]

中山 景一郎

赖冈 诚[3]

田中 隆[4]

**要点●**患者为一位 60 多岁的男性。发现胃黏膜下肿物并在当地医院持续观察了 6 年，近期确认肿瘤增大，为行内镜下精查被介绍到本科室。经诊断，患者胃体下段前壁有一个直径 30mm 缓慢隆起的黏膜下肿瘤，表面被正常黏膜覆盖。超声内镜检查显示该病变为主体位于第 2～3 层的、低回声的肿瘤，内部还有伴有无回声及线状回声区域。病变的诊断首先考虑异位胰腺，为明确诊断进而实施 ESD 完整切除了病变。术后组织病理学检查提示肿瘤表层被正常黏膜包裹，黏膜下层可见小型～中型的异型淋巴细胞呈弥漫性增生，局部可见结缔组织。免疫组化染色提示，异型淋巴细胞的 CD20 和 CD79a 染色呈阳性，判断为胃 MALT 淋巴瘤。患者在接受 ESD 治疗后经过观察了 3 年时间，至今未见病变复发。

**关键词**　　胃黏膜下肿瘤　ESD　胃 MALT 淋巴瘤

[1] 福冈大学医学部消化器内科学　〒814-0180 福冈市城南区七隈 7 丁目 45-1
　　E-mail : hide1218@fukuoka-u.ac.jp
[2] 福冈大学医学部病理学讲座
[3] 佐田病院消化器内科
[4] 田中クリニック

## 序言

　　胃黏膜下肿瘤是一种病变主体位于黏膜更深处且不断增生的病变。为了能够确诊，需要进行各种鉴别诊断。对这个病例，笔者这回所提供的这个病例使用 X 线造影和内镜检查都无法做出确切的诊断。使用 ESD 完整切除的手段确诊病变为隆起型胃 MALT 淋巴瘤，就此做一病例报告

## 病例

患者：60 多岁，男性。

主诉：无特殊。

家族史：父亲（胃癌）。

既往史：201X 年 +3 年幽门螺杆菌除菌。

现病史：201X 年，在当地医院进行了上消化道内镜检查，被诊断出胃体下段前壁黏膜下肿瘤。经过了为期 6 年的定期检查与观察，没有发现肿瘤大小与形态上的变化。201（X+6）年，EGD 检查发现肿瘤有明确的增大倾向，患者被介绍到笔者所在科室行进一步的检查与治疗。

　　住院时的情况：身高 170cm，体重 88.2kg，BMI 30.6，体温 36.4℃，血压 135/79mmHg，眼睑结膜无贫血，球结膜未见黄染，体表未触及肿大淋巴结，胸部和腹部体检没有发现特殊情况。

　　**住院检查情况**　血常规未见异常，可溶性 IL（白细胞介素）-2 受体 325U/mL 在正常范围内，血清抗体为 9U/mL、阴性，尿素呼气测试也

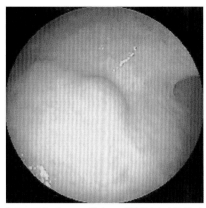

**图1** 初次 EGD 检查，可见体胃下部前壁有一直径 10mm 大的黏膜下肿瘤样隆起

是阴性。

**初次发现病变时的 EGD 图像（图1）** 胃体下部前壁有一个直径为 10mm 大的黏膜下肿瘤样隆起性病变，没有进行活检。

**胃部 X 线造影情况（仰卧位气钡双重造影图像，图2）** 确认胃下部小弯里一个直径 30mm、平缓的隆起性病变，表面平滑，没有溃疡和糜烂，考虑黏膜下肿瘤。

**笔者所在医院初次 EGD 情况（超声内镜，GF-UM2000，图3）** 白光观察（从侧面观察）可见胃体下部前壁有一直径 30mm、与周围黏膜同色调的、表面平滑的黏膜下肿瘤样隆起。隆起呈一斜面，坡度平缓，表面略微不平整，确认中心部有淡红色黏膜，未见明显的上皮性变化。使用活检钳表面按压，坐垫征为阴性，同时触及橡胶样的弹力。没有进行活检。

**超声内镜检查情况（图4）** 可见主体位于第 2~3 层、向腔内突出的肿瘤，内部是比较均一的低回声，伴有无回声及线状回声区域，还可见像隔膜一样的高回声区域。

**第二次 EGD 检查图像（图5）** 从正面观察的靛胭脂染色图像可以看到，该肿瘤被正常黏膜覆盖，表面可见和背景黏膜一样的胃小区结构，和第一次 EGD 检查观察到的图像一样，未见发红的黏膜部位有明显的上皮性变化。

**腹部增强 CT 检查情况（图6）** 于胃下部可见一内部呈均一强化的 25mm 大的肿瘤；没有发现颈部、纵隔、肺门淋巴结和腹部淋巴结的肿大。

**临床经过** 胃下部前壁生长的、主体位于黏膜下层的黏膜下肿瘤，EUS 图像为低回声，内部有线状回声伴有无回声及隔膜状的高回声。根据以上情况，我们首先考虑这是个异位胰腺。但是，这个诊断未能得到证实，为了完整切除病变、送检病理，我们实施了 ESD。

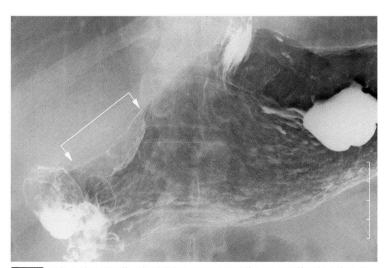

**图2** 胃部 X 线造影图像（仰卧位气钡双重造影图像）可见胃体下部小弯处有一个直径 30mm 大的坡度平缓的隆起性病变（箭头）

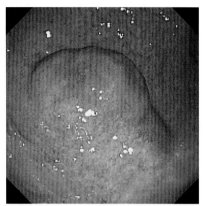

**图3** 笔者所在医院第一次 EGD 检查所见，可见胃体下部前壁有一直径 30mm 大、与周围黏膜同色调的、表面平滑的黏膜下肿瘤样隆起。隆起的坡度比较平缓，表面凹凸不平

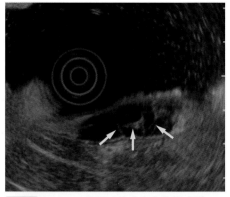

**图4** 通过 EUS 能够确认病变主体位于第 2~3 层，是相对均一的低回声肿瘤。内部有伴随无线状回声区域，以及隔膜样的高回声区域

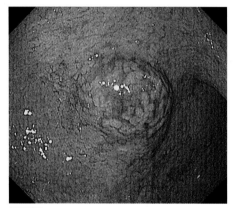

**图5** 第二回 EGD 观察到的靛胭脂染色图像，能够确认隆起表面有和背景黏膜一样的胃小区结构，被正常黏膜覆盖。虽然能发现有一部分发红黏膜，不过没有发现明显的上皮性变化

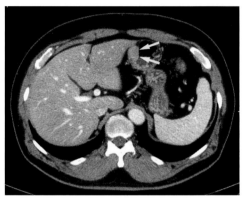

**图6** 腹部增强 CT 所见，可见胃下部一处内部均一强化的 25mm 大小的肿瘤（箭头）

**切除标本（福尔马林固定后，图7）** 触摸感知病变为柔软的、平缓竖起的黏膜下肿瘤。肿瘤横切面是骨髓状呈现出奶油色，显示病变富含细胞成分。将切除的标本进一步进行阶梯状切割，所有切片均送检组织病理学检查。

**组织病理学所见（图8，图9）** 病变的主体位于黏膜下层，被已经萎缩了的胃黏膜所覆盖（**图8a**），将各组织切片进行连续深度切割，再次检查发现，黏膜固有层里面未见后述的那种淋巴细胞增殖巢（**图8b，图9a**）。该病变是由少量的、一种类似于细微核变形的胚胎中心细胞的小型~中型异型淋巴细胞（**图9b**）的弥漫性增殖巢所形成的，而且能观察到向胚胎中心内部渗透的图像（即 follicular colonization）（**图9c**）。在这种异型淋巴细胞当中，发现了 CD20 和 CD79a 染色阳性，没有发现 CD3e、CD5、CD10、cycling-D1 当中任何一种（**图9d ~ f**）免疫组化染色呈阳性。通过以上的细胞形态和免疫组化结果，将病变诊断为 MALT 淋巴瘤。小型~中型淋巴细胞的 MIB-1 标识率为 5% 左右，细胞增殖较少（**图9g**）。不过，病变内没有发现大细胞型淋巴瘤的成分（large cell components）。

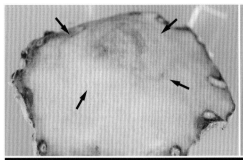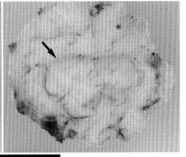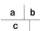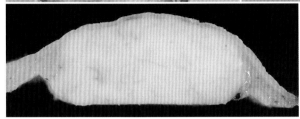

**图7** 福尔马林固定标本
**a** 斜俯瞰图像。呈现与周围黏膜基本同样的色调，能够确认是一个坡度平缓竖起的黏膜下肿瘤（直径25mm×10mm，箭头）底部没有变细的部分。
**b** 黏膜下层面的俯瞰图像。能够确认黏膜下层有边界为鲜明的奶油色的肿瘤（箭头处）。
**c** 切面图像。切面呈现骨髓状，色调为奶油色，触感柔软。

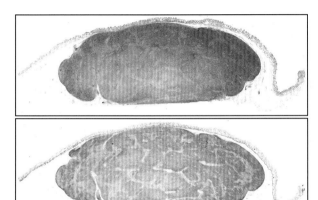

**图8** 病变的最大侧面切片放大图像（**a**：HE染色；**b**：desmin的免疫组化染色）。病变是一个由稠密的淋巴细胞构成的渗透巢形成的黏膜下肿瘤。病变的边界明显，内部有血管、结缔组织呈板状混杂在其中。而且，通过使用抗desmln免疫组化染色可以再次确认病变局限在黏膜下层

**临床经过（ESD后）** 胃MALT淋巴瘤（隆起型），临床分期诊断为Lugano国际会议分类I期。ESD实施后经过了3年，病变至今没有复发。

# 讨论

消化道黏膜下肿瘤是一类表面被与周围黏膜同样的黏膜覆盖、外形呈半球或球状的、向管腔内凸起的病变的统称。得到这个诊断经过了X线造影检查、内视镜检查和组织活检，不过确诊这一病变的过程却是意外地困难，根据我们的知识与经验，从隆起的样态和硬度入手，从黏膜下病变的组织学构造进行推断是关键的一步。首先，作为诊断黏膜下肿瘤的线索可以列举出以下要素：①形状，②所在位置，③大小，④色调，⑤硬度，⑥是否多发性等。本病例中的要素有：①坡度平缓、凹凸不平的隆起，②胃下部前壁，③大小为30mm，④与周围黏膜同色调，⑤柔软有弹性，⑥单发。

在胃MALT淋巴肿瘤当中，发展为黏膜下肿瘤样的病例曾被部分报道过。也有像本例这样，通过ESD切除从而达到确诊的病例。赤松等将胃MALT淋巴肿瘤的肉眼形态与内镜所见结果分类为：早期胃癌（Ⅱc）类似型、胃炎类似型和隆起型。隆起型占到6.1%，据他们的报告，该类型是占比最少的一种。隆起型可进一步分为表层隆起性病变和黏膜下肿瘤样病变，后者与GIST（gastrointestinal stromal tumor）等消化道

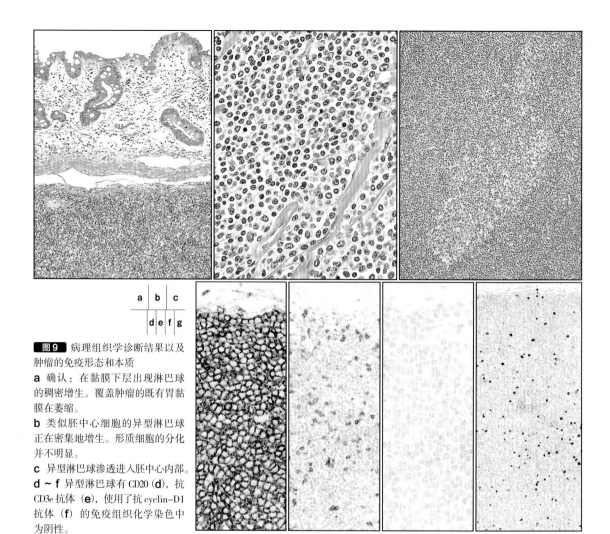

**图9** 病理组织学诊断结果以及肿瘤的免疫形态和本质

**a** 确认：在黏膜下层出现淋巴球的稠密增生。覆盖肿瘤的既有胃黏膜在萎缩。

**b** 类似胚中心细胞的异型淋巴球正在密集地增生。形质细胞的分化并不明显。

**c** 异型淋巴球渗透进入胚中心内部。

**d ~ f** 异型淋巴球有 CD20 (**d**)，抗 CD3e 抗体 (**e**)，使用了抗 cyclin-D1 抗体 (**f**) 的免疫组织化学染色中为阴性。

**g** MIB-1 标识率为 5% 左右。

间叶系肿瘤不同，表面伴有糜烂和溃疡，并且形状不规则的情况很多。同时，EUS 对于隆起型的胃 MALT 淋巴肿瘤是有诊断价值的，一般来说会被描述成低回波肿瘤。回顾本病例，通过白光观察可以发现这是一个凹凸不整、柔软有弹性的黏膜下肿瘤样隆起，由 EUS 观察到低回声这一点来说应该胃 MALT 淋巴肿作为鉴别诊断的选项之一，尽管并不是那么常见。作者通过 EUS 诊断出的大致判断为异位胰腺的导管、胰管样的线状回声和隔膜状的高回声影像根据组织病理学推断，有可能是淋巴瘤组织内的结缔组织。有报道称伴有纤维化的结缔组织，可在 EUS 图像上

表现为高回声。比如，慢性胰腺炎的纤维化，胃溃疡瘢痕部的纤维化和肌纤维交错都是很好的例子。在隆起型胃 MALT 淋巴肿瘤中，观察到类似本病例的 EUS 图像，要考虑到淋巴瘤组织内结缔组织的可能性。

其次，本病例是因为完整切除病变、送检病理而施行了 ESD。在胃 MALT 淋巴肿瘤中，呈现黏膜下肿瘤样的形态的情况，使用活检钳病变进而达到确诊是有一定困难的，通过钻孔活检、EMR 和 ESD，将病变部分组织大量提取出来有助于确诊，这一点已经被其他研究所肯定，事实上，在本病例中这一方法也起到了关键作

用。本病例是非表层型、黏膜下层深部渗透的胃 MALT 淋巴肿瘤，可以被认定是 1 例 *H. pylori* 除菌抵抗例。治疗上应该选择外科切除、经口单药化疗或者放射治疗。虽然病变 ESD 术后没有复发，但是今后仍然需要严密的随访观察。

# 结语

确诊表面被黏膜完全覆盖的胃黏膜下肿瘤是比较困难的。这种情况，采用 ESD 手段将病变部位切除有助于组织病理学的确诊。并且通过将病变部位的组织病理学的所见与内镜观察所见进行对比，理解黏膜下肿瘤的形成，对今后的诊断来说是一个至关重要的议题。

### 参考文献

[1] 伴慎一，今田浩生，飯田俊，他. 黏膜下腫瘍. 胃と腸 52：53–62, 2017.

[2] 飯田三雄. 消化管黏膜下腫瘍の診断と治療. 胃と腸 39：394–395, 2004.

[3] 小澤広，門馬久美子，吉田操，他. 消化管黏膜下腫瘍の内視鏡診断. 胃と腸 39：446–456, 2004.

[4] Yokoi T, Nakamura T, Kasugai K, et al. Primary low-grade gastric mucosa-associated lymphoid tissue（MALT）lymphoma with polypoid appearance. Polypoid gastric MALT lymphoma：A clinicopathologic study of eight cases. Pathol Int 49：702–709, 1999.

[5] 滝本見吾，山内宏哲，上田智大，他. ESD により切除した黏膜下腫瘍樣形態を呈した胃 MALT リンパ腫の 1 例. ENDOSC FORUM digest dis 26：39–43, 2010.

[6] 赤松泰次，北原桂，白川晴幸，他. 胃 MALT リンパ腫の内視鏡所見. 胃と腸 44：805–812, 2009.

[7] 田近正洋，中村常哉，田中努，他. 胃 MALT リンパ腫の診断と治療. 胃と腸 49：603–615, 2014.

[8] 門阪薫平，北野雅之，山田光成，他. EUS による膵線維化診断. 肝・胆・膵 65：371–375, 2012.

[9] 成澤林太郎，柳澤善計，阿部実，他. 胃潰瘍の超音波内視鏡所見と病理所見の対比. 胃と腸 23：487–494, 1988.

[10] Suekane H, Iida M, Kuwano Y, et al. Diagnosis of primary early gastric lymphoma. Usefulness of endoscopic mucosal resection for histologic evaluation. Cancer 71：1207–1213, 1993.

[11] Nakamura S, Sugiyama T, Matsumoto T, et al. Long-term clinical outcome of gastric MALT lymphoma after eradication of *Helicobacter pylori*：a multicentre cohort follow-up study of 420 patients in Japan. Gut 61：507–513, 2012.

[12] 中村昌太郎，飯田三雄. 消化管悪性リンパ腫の臨床. 日消誌 98：624–635, 2001.

## Summary

Protruded Type of Gastric MALT Lymphoma, Definitively Diagnosed Only After Endoscopic Submucosal Dissection Performed, Report of a Case

Hideki Ishibashi[1], Satoshi Nimura[2], Yoshitaka Tomioka[1], Keiichiro Nakayama, Makoto Yorioka[3], Takashi Tanaka[4]

A 60-year-old man underwent EGD（esophagogastroduodenoscopy）6 years ago. A 10mm submucosal tumor was found in the gastric body. The lesion increased in size ; therefore, he was referred to our hospital. EGD revealed a broad-based protruded submucosal tumor, 30mm in size, covered with normal gastric mucosa. Endoscopic ultrasonography revealed the tumor to be a hypoechoic mass located mainly in the third layer of the gastric wall. A small anechoic area was also observed. We suspected heterotopic pancreas of the stomach, and ESD（endoscopic submucosal dissection）was performed for definitive diagnosis. Histologically, small and uniform lymphocytes were diffusely proliferated with lymphoid follicles between the mucosal layer and the muscularis propria of the gastric wall. We finally diagnosed a gastric marginal zone lymphoma of mucosa-associated lymphoid tissue, and the clinical stage was identified as Stage I（Lugano International Classification）. He did not develop any recurrence 3 years after the ESD.

[1] Department of Gastroenterology and Medicine, Faculty of Medicine, Fukuoka University, Fukuoka, Japan.

[2] Department of Pathology, Faculty of Medicine, Fukuoka University, Fukuoka, Japan.

[3] Department of Gastroenterology of SADA Hospital, Fukuoka, Japan.

[4] Tanaka Clinic, Fukuoka, Japan.

# 与胃肠道间质瘤相鉴别困难的异位胰腺 1 例

藤本 爱[1]

后藤 修

竹内 裕也[2]

木口 贺之[1]

饱本 哲兵

光永 礼

落合 康利

前畑 忠辉

西泽 后宏

浦冈 俊夫[1, 3]

细江 直树[4]

尾原 健太郎[5]

龟山 香织

川久保 博文[2]

北川 雄光

矢作 直久[1]

**摘要●**患者为 50 多岁男性，健康检诊时行上消化道 X 线检查发现肿瘤性病变，遂介绍到我院就诊。胃镜检查发现胃体小弯上段后壁一处 25mm 大小、表面伴有小凹（delle）的黏膜下肿瘤（SMT）。超声内镜示病变主体位于第 4 层，内部呈不均匀的低回声，多普勒显示病变内部有较粗的血管。病变疑似为固有肌层来源的 GIST。实施非穿孔式内镜下胃壁翻转切除术（NEWS）一次性完整切除病变。然而，术后组织病理学却提示病变为异位胰腺。胃的异位胰腺一般发生在胃窦部，外形呈伴有表浅开口样凹陷的 SMT，胃体部发生的异位胰腺较为少见。本文报告笔者经治的内镜下与胃 GIST 鉴别困难的异位胰腺 1 例。

**关键词**　　胃　异位胰腺　黏膜下肿瘤　GIST

[1] 慶應義塾大学医学部腫瘍センター低侵襲療法研究開発部門
　　〒160-8582 東京都新宿区信濃町 35　E-mail : ai-fujimoto@a8.keio.jp
[2] 同　一般・消化器外科
[3] 国立病院機構東京医療センター消化器内科
[4] 慶應義塾大学医学部内視鏡センター
[5] 同　病理学教室

## 序言

　　胃的异位胰腺为异位生长在胃黏膜下层或固有肌层的胰腺组织所形成的黏膜下肿瘤样隆起。胃的异位胰腺大多发生于幽门或胃窦幽门区，顶端伴有呈 delle 样浅凹陷的腺管开口的小型肿瘤，发生于胃体部的异位胰腺与其他黏膜下肿瘤鉴别困难。

　　笔者于本文中报告经治的术前诊断与 GIST 鉴别困难的异位胰腺 1 例，病变通过非穿孔式内镜下胃壁翻转切除术（non-exposed endoscopic wall-inversion surgery，NEWS）切除。

## 病例

　　患者：50 多岁，男性。

　　主诉：健康查体时发现有异常。

　　家族史：无特殊。

　　既往史：慢性丙肝，阑尾炎。

　　生活史：吸烟 13 支 / 日 ×30 年。2 瓶啤酒 / 日 ×30 年

　　现病史：由于罹患丙肝，自 8 年前起定期来院就诊。行上消化道 X 线造影检查未见明显异常。行胃镜（esophagogastroduodenoscopy，EGD）检查时，于胃体上段后壁发现一处 25mm 大的黏

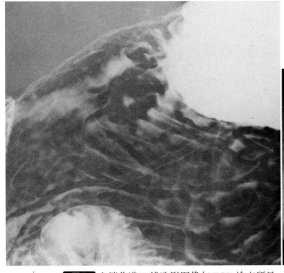
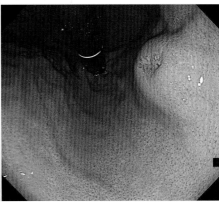

**图1** 上消化道 X 线造影图像与 EGD 检查所见

**a** 上消化道 X 线造影图像。胃体小弯上段后壁可见一处伴有 bridging fold 的、顶端伴有凹陷的黏膜下肿瘤样隆起。

**b** EGD 图像。胃体小弯上段后壁可见一处伴有 bridging fold 的、顶端伴有 delle 样凹陷的黏膜下肿瘤，调整空气量后，病变形态无明显变化。

膜下肿瘤。于病变部位进行钻孔活检，病理结果回报为 Group 1。为求进一步诊疗被介绍到笔者所在科室就诊。

入院时情况：身高 184cm，体重 70kg，血压 142/95mmHg，脉搏 52 次/min，律齐。结膜未见贫血、黄染，心肺听诊无异常。腹部平软，无压痛。未触及肿瘤。表浅淋巴结未触及。神经专科查体未见异常。

入院时实验室检查：未见明显异常。

**上消化道 X 线造影检查** 胃体小弯上段后壁可见一处 25mm 大小、边缘较为平滑的隆起。病变表面黏膜光整，伴有桥样皱襞（bridging fold）。病变表面中心可见 delle 样凹陷（**图1a**）。

**EGD 检查所见** 胃体小弯上段后壁见一处 25mm 大，伴有 bridging fold，表面可见 delle 样凹陷的黏膜下肿瘤。病变的隆起边缘较为平缓，表面被正常黏膜所覆盖。调整空气量后，病变形态未见明显变化，cushion sign 阴性（**图1b**）。

**超声内镜（endoscopic ultrasonography，EUS）** 检查所见肿瘤与肌层相连，约 25mm 大，向胃腔内突出。内部呈不均一低回声

（**图1c**），多普勒图像可见肿瘤内部有血流信号（**图1d**）。

**腹部增强 CT 所见** 胃体上段后壁可见一向胃腔内突出的、25mm 大小的实性肿瘤。肿瘤内部呈不均一强化。未见提示周围脏器浸润，其他脏器转移以及淋巴结转移的征象（**图1e**）。

**$^{18}$F-FDG-PET（fluorodeoxyglucose positron emission tomography）检查所见**

未见明显的放射性标记物聚集，未见腹膜播种，其他脏器转移以及淋巴结转移。

根据以上检查结果，病变可疑为固有肌层来源的 GIST（gastrointestinal stromal tumor），随后实施 NEWS 治疗。

**治疗过程** 于肚脐、剑突下、左右侧腹部钻 5mm 孔，左侧肋弓下钻 10mm 孔。内镜下确认病变部位，标记切除范围。随后腹腔镜下于浆膜层标记切除范围。内镜下于病变周围行黏膜下注射，腹腔镜下于浆膜侧行肌层切开。将肿瘤向内翻转的同时于腹腔镜下缝合浆膜层，内镜下于胃内使用 DualKnifeJ™ 环周切开黏膜层、黏膜下层，随后完整切除肿瘤，经口回收切除标本。内

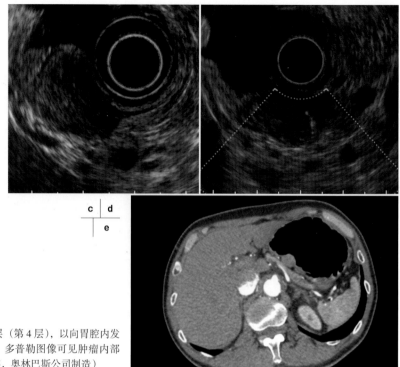

**图1** (续)

**c,d** EUS 图像。肿瘤主体位于肌层（第4层），以向胃腔内发育为主的不均一低回声肿瘤（**c**）。多普勒图像可见肿瘤内部有血流信号（**d**）。(GF-UE260-AL5, 奥林巴斯公司制造)
**e** 腹部增强 CT 图像。肿瘤内部呈不均一强化。

镜下使用金属夹缝合创面，确认创面完整缝合后实施 leak test，完成手术治疗。患者术后恢复良好，无并发症出现，于入院后第7日办理出院。

　　**组织病理学所见**　放大图像可见表面被正常黏膜覆盖的黏膜下肿瘤，固有肌层内可见 25mm×22mm×8mm 大的实性肿瘤。另外，病变中心部可见由浆膜下层发源的、垂直走行于肌层内的血管（**图2a**）。

　　局部观察见自黏膜直下至浆膜下层内可观察到腺房细胞、Langerhans 岛以及导管这3种结构，由于组织学表现与正常的胰腺组织完全相同，病变被诊断为 Heinrich 分类 I 型的异位胰腺（**图2b**）。

# 讨论

　　据报告，胃的异位胰腺存在于 0.25% ~ 0.8% 的外科切除的胃标本内。异位胰腺的发生机制被认为是胚胎期的背侧胰腺异位生长于胃部、进而形成肿瘤样的增生。组织病理学上根据 Heinrich 分类，将腺房细胞、Langerhans 岛以及导管这3种结构都存在、与正常胰腺组织结构相同的称为 I 型，将 Langerhans 岛缺如的称为 II 型，将仅有导管结构的称为 III 型。胃异位胰腺的发生部位 85% ~ 95% 是在胃窦幽门区域，肿瘤的直径 80% 都在 30mm 以下，大多数顶端伴有 delle 样的轻微凹陷、外观表现为柔软的黏膜下肿瘤。EUS 图像上，典型的病例表现为病变主体横跨黏膜下层及固有肌层、界线不清晰，与正常胰腺组织同等回声强度的低回声肿瘤。有时也可观察到邻近的固有肌层呈纺锤状增厚以及扩张的导管呈囊状的无回声区域。这种典型的病例通过消化道 X 线造影检查、胃镜检查、EUS 检查是比较容易诊断出来的，患者自身没有症状的话经过观察即可，没有必要治疗。但是，偶尔也会有能够引起动脉性出血、出血性休克或癌变的病例。发生出血时，即便在内镜下成功地将出血止住，考虑到再次出血的可能性，有必要进一步行外科治疗。本病例也是同样，由于 EUS 图像上可见病

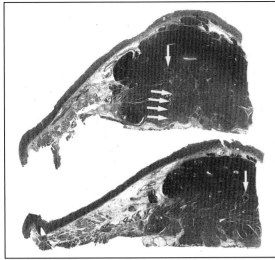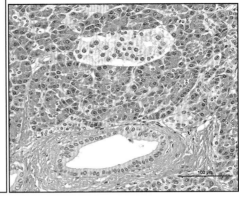

**图2** 组织病理学所见

**a** 放大图像。肌层内可见实性肿瘤。病变中央部可观察到从浆膜下层发出的、走行于肌层的穿支动脉（箭头）。

**b** 局部图像。可见与正常胰腺组织相同的腺房细胞、Langerhans 岛以及导管结构。

变内部的血流，增强 CT 图像也显示病变中心部有粗大的肌性动脉，考虑将来会有出血的可能性。另有报告称，胃体部发生的异位胰腺与位于胃窦幽门区域的典型异位胰腺病例不同，肿瘤的尺寸偏大，外观可呈现盘状隆起的形态。这种非典型的病例通常与 GIST 以及恶性淋巴瘤鉴别困难，因为 EUS-FNA 对于胃黏膜下肿瘤的诊断准确率只有 50% ~ 80%，出于诊断目的而实施 NEWS 等手术切除病变的情况也时有发生。

本病例病变位于胃体上段，消化道 X 线造影检查、胃镜检查均明确可见病变表面伴有 delle 样凹陷，cushion sign 为阴性，EUS 图像上可见病变来源于肌层，内部呈不均一低回声且伴有血流信号，另外增强 CT 可见肿瘤内部呈不均一强化。从这几点来看，病变与恶性 GIST 相鉴别困难。CT 对于胃异位胰腺的诊断准确率相对偏低，仅为 16.7%（2/12），对于诊断能够提供的帮助很有限。另有报告称 MRI 图像上，异位胰腺与正常胰腺组织在 T1 像上均呈高信号，而在 T2 像上则均呈低信号，并且 MRCP（magnetic resonance cholangiopancreatography）可显示出肿瘤内部向胃腔内开口的导管，对于异位胰腺的诊断有很大帮助。本病例未接受 MRI、MRCP 检查，但是对于其他非典型的黏膜下肿瘤病例的鉴别诊断，MRI 与 MRCP 或许能够起到一定的帮助作用。

## 结语

本文报告了笔者经治的术前检查与 GIST 鉴别困难的胃异位胰腺 1 例。

**参考文献**

[1] 長与健夫，横山秀吉，驹越喬貞．胃壁内迷入膵の病理組織所见．胃と腸 5：1423-1428，1970．

[2] 石原明德，松﨑修，世古口務，他．切除胃にみられた迷入膵の検討．癌の臨 23：1065-1071，1977．

[3] Copleman B：Aberrant pancreas in the gastric wall. Radiology 81：107-111, 1963.

[4] Heinrich H. Ein Beitrag zur Histologie des sogen. Akzessorischen Pancreas. Virchows Arch 198：392-401, 1909.

[5] Barrocas A, Fontenelle LJ, Williams MJ. Gastric heterotopic pancreas. A case report and review of literature. Am Surg 39：361-365, 1973.

[6] Yamagiwa H, Ishihara A, Sekoguchi T, et al. Heterotopic pancreas in surgically resected stomach. Gastroenterol Jpn 12：380-386, 1977.

[7] Matsushita M, Hajiro K, Okazaki K, et al. Gastric aberrant pancreas：EUS analysis in comparison with the histology.

Gastrointest Endosc 49：493–497, 1999.

[8] 黒田浩平，藤井正俊，白坂大輔，他．腹腔鏡・内視鏡合同手術にて治療を行った出血性胃迷入膵の1例．日消誌 112：515–521, 2015.

[9] 三林裕，石川義麿，武川昭男，他．胃迷入膵より発生した胃癌の1例．胃と腸 18：267–272, 1983.

[10] 櫻井剛，岩下明徳，遠城寺宗知．胃壁内迷入膵の臨床病理学的観察．日消誌 80：2249–2255, 1983.

[11] Wiersema MJ, Wiersema LM, Khusro Q, et al. Combined endosonography and fine–needle aspiration cytology in the evaluation of gastrointesinal lesions. Gastrointest Endosc 40：199–206, 1994.

[12] Giovannini M, Seitz JF, Monges G, et al. Fine–needle aspiration cytology guided by endoscopic ultrasonography：results in 141 pationets. Endoscopy 27：171–177, 1995.

[13] Wiersema MJ, Vilmann P, Giovannini M, et al. Endosonography–guided fine needle aspiration biopsy：diagnostic accuracy and complication assessment. Gastroenterology 112：1087–1095, 1997.

[14] Goto O, Takeuchi H, Sasaki M, et al. Laparoscopy–assisted endoscopic full–thickness resection of gastric subepithelial tumors using a nonexposure technique. Endoscopy 48：1010–1015, 2016.

[15] 長谷智，中澤三郎，芳野純治，他．胃筋原性腫瘍の臨床的検討—EUS による良・悪性の鑑別診断を含めて．Gastroenterol Endosc 30：538–546, 1988.

[16] Cho JS, Shin KS, Kwon ST, et al. Heterotopic pancreas in the stomach：CT findings. Radiology 217：139–144, 2000.

[17] 江崎幹宏，松本主之，吉野総平，他．MRI および MRCP が診断に有用であった胃迷入膵の1例．胃と腸 39：727–732, 2004.

## Summary

### Clinically Difficult to Diagnose Heterotopic Pancreas in the Stomach, Report of a Case

Ai Fujimoto[1], Osamu Goto,
Hiroya Takeuchi[2], Yoshiyuki Koguchi[1],
Teppei Akimoto, Yutaka Mitsunaga,
Yasutoshi Ochiai, Tadateru Maehata,
Toshihiro Nishizawa, Toshio Uraoka[1, 3],
Naoki Hosoe[4], Kentaro Ohara[5],
Kaori Kameyama, Hirofumi Kawakubo[2],
Yuko Kitagawa, Naohisa Yahagi[1]

A 5X-year-old male with a gastric submucosal mass was referred to our institution. Esophagogastroduodenoscopy revealed a sessile submucosal lesion with a 25mm central umbilication on the lesser curvature of the upper gastric body. EUS revealed a heterogenetic hypoechoic mass mainly located in the muscular layer, with blood vessels penetrating the mass. Based on contrast-enhanced CT findings, the tumor was heterogeneously stained. We clinically diagnosed the tumor to be GIST, and nonexposed endoscopic wall-inversion surgery was performed. The diagnosis made was histologically heterotopic pancreas in the stomach.

[1]Division of Research and Development for Minimally Invasive Treatment, Cancer Center, Keio University School of Medicine, Tokyo.
[2]Department of Surgery, Keio University School of Medicine, Tokyo.
[3]Department of Gastroenterology, National Hospital Organization, Tokyo Medical Center, Tokyo.
[4]Center for Diagnostic and Therapeutic Endoscopy, Keio University, Tokyo.
[5]Department of Pathology, Keio University School of Medicine, Tokyo.

# 合并 A 型胃炎的胃底腺黏膜型胃癌 1 例

八板 弘树[1]　　　藏原 晃一　　　大城 由美[2]

龟田 昌司[1]　　　久能 宣昭[1, 3]　　八尾 隆史[4]

上田 阳子[5]　　　渊上 忠彦[1]

早期胃癌研究会病例 （2016 年 6 月）

[1] 松山赤十字病院胃肠センター
　〒 790–8524 松山市文京町 1
　E-mail : hyaita@matsuyama.jrc.or.jp
[2] 同　病理诊断科
[3] 福冈大学医学部消化器内科
[4] 顺天堂大学大学院医学研究科人体病理病態学
[5] 松山赤十字病院内科

**摘要●**患者为 60 多岁男性，在 2010 年因恶性贫血就诊于笔者所在医院门诊，行胃镜检查时发现胃体部的高度萎缩，并于胃体下段前壁发现一处隆起性病变。该病变为伴有表面血管透见像的褪色调肿瘤，NBI 放大观察可见与病变范围一致的不规则网状结构的异常血管。实施 ESD 将病变切除，病理标本可见由类似胃底腺的肿瘤腺管所构成的高分化腺癌成分。免疫组化染色见肿瘤的大部分呈 pepsinogen Ⅰ以及 MUC6 染色阳性，CD10 也同样呈轻度阳性。表层可见 MUC5AC 染色阳性的类似腺窝上皮分化的肿瘤显露，即胃底腺黏膜型胃癌的所见。肿瘤深部可见 ECM，结合抗胃壁细胞抗体、抗内因子抗体阳性以及血清胃泌素值升高等结果，最终的诊断定为合并 A 型胃炎的胃底腺黏膜型胃癌。

**关键词**　胃底腺黏膜型胃癌　胃底腺型胃癌　A 型胃炎　*H. pylori* 既往感染

## 序言

　　胃底腺型胃癌于 2010 年由 Ueyama 以及 Yao 等所提出，其定义为由类似主细胞的低度异型肿瘤细胞所构成的分化型腺癌，然而最近也偶有报告呈多方向分化的胃底腺黏膜型胃癌。本文由笔者报告其经治过的 1 例合并 A 型胃炎的胃底腺黏膜型胃癌。

## 病例

　　患者：60 多岁，男性。

　　主诉：无。

　　既往史：60 岁时患恶性贫血。既往无糖尿病、甲状腺疾病史。

　　生活史：无吸烟、饮酒史。

　　现病史：2010 年因恶性贫血定期来笔者所在医院门诊就诊。本人无任何自觉症状，为行胃镜（esophago–gastroduodenoscopy，EGD）检查被介绍到消化科就诊。就诊前没有明确的 *Helicobacter pylori*（*H. pylori*）除菌史。

　　入院时情况：身高 167cm，体重 55kg，体温 36.5℃，血压 161/95mmHg，脉搏 75 次 /min，律齐，胸部呼吸音清，未听取心脏杂音，腹部平坦，柔软无压痛，无自发痛。

表1 检验结果

| 血常规 | | 血生化 | |
| --- | --- | --- | --- |
| WBC | 5,500/$\mu$L | TP | 7.1g/dL |
| Neut | 53.4% | ALb | 4.3g/dL |
| Lym | 34.9% | AST | 18 IU/L |
| Eos | 2.2% | ALT | 11 IU/L |
| Ba | 0.4% | LDH | 198 IU/L |
| Mo | 9.1% | ALP | 321 IU/L |
| RBC | 397 × 10$^4$/$\mu$L | T-biL | 0.7mg/dL |
| Hb | 12.3g/dL | BUN | 19.1mg/dL |
| Ht | 36.8% | Cr | 1.23mg/dL |
| Plt | 19.7 × 10$^4$/$\mu$L | Na | 140mEq/L |
| 免疫因子 | | K | 4.0mEq/L |
| CRP | 0.10mg/dL | CL | 105mg/dL |
| 抗胃壁细胞抗体 | 阳性 | 胃泌素 | 7,914pg/mL |
| 抗内因子抗体 | 阳性 | 肿瘤标记物 | |
| *H. pylori* 感染诊断 | | CEA | 4.4ng/mL |
| 尿素呼气试验 | 阴性 | CA19-9 | 2.4 IU/mL |
| 血清 *H. pylori* IgG 抗体 | < 3.0U/mL | | |

**入院时检查情况（表1）** 可见轻度贫血及肾功能不全。血清 *H. pylori* IgG 抗体、尿素呼气试验均为阴性。CEA、CA19-9 等肿瘤标记物均在正常范围内。此外，血清胃泌素值升高，抗胃壁细胞抗体与抗内因子抗体均为阳性。

**胃 X 线造影所见** 胃体部皱襞消失，黏膜表面呈粗糙的小颗粒状（图1a）。与胃体部相比较，胃窦部的胃小区较为平滑，呈细小的网状模样（图1b）。胃体下段前壁可见扁平的隆起性病变（图1a、b）。病变边缘尚规整，表面光滑。未见皱襞集中，正面图像上未见明显的胃壁伸展不良（图1c）。

**EGD 所见** 背景胃黏膜高度萎缩（图2a），胃窦幽门小弯可见一黄色斑（图2b）。镜下检测幽门螺旋杆菌依然为阴性，结合镜下所见判断为既往感染（除菌后）。胃体下段前壁可见一处伴有表面血管透见像的、褪色调平坦隆起性病变（图2c、d）。靛胭脂染色观察，病变表面平滑，未见凹凸变化（图2e、f）。NBI（narrow band imaging）放大观察于病变周围的背景黏膜内可见管状腺窝边缘上皮，即萎缩的胃底腺黏膜所见。另外，病变表面可见与病变范围一致的、有 DL（demarcation line）的不规则网状结构的异常血管，病变顶部腺窝边缘上皮消失（图3）。

**超声内镜（endoscopic ultrasonography, EUS）所见** 病变第 2 层可见增厚，第 3 层无变薄、中断，肿瘤深部未见低回声肿瘤（图4）。

EGD 检查时的活检标本可见致密增生的、不规则分支异型腺管，可疑高分化腺癌。CT 检查未见远处转移或淋巴结转移，随后实施了内镜黏膜下剥离术（endoscopic submucosal dissection, ESD），切除胃体下段前壁的平坦隆起性病变。主病变肛侧的小隆起为增生性息肉，未予治疗。

**切除标本大体观** 病变为一大小 6mm × 4mm，表面平滑的、褪色调扁平隆起性病变（图5a）。肿瘤范围与褪色调扁平隆起的范围一致，水平切缘阴性（图5b）。

**组织病理学所见** 病变边界清晰，自黏膜

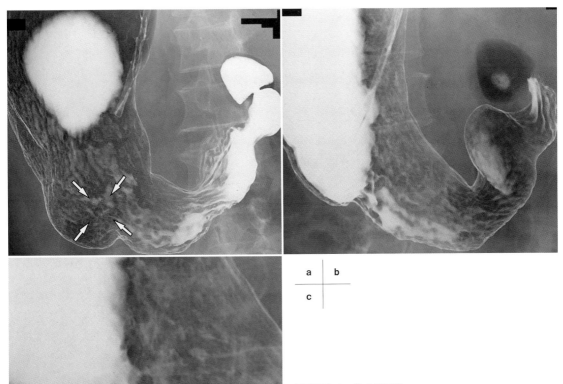

**图1** 胃 X 线造影图像

**a** 俯卧位正面气钡双重造影图像。胃体部的皱襞消失，黏膜表面呈粗糙的细小颗粒。胃体下部前壁可见扁平隆起性病变（箭头）。

**b，c** 俯卧位第 2 斜位气钡双重造影图像。胃窦部的胃小区较胃体部更为平滑，呈细小的网格状（**b**）。胃体下部前壁病变的边缘未见明显不规则，表面平滑。未见皱襞集中以及明显的伸展不良（**c**）。

表层至深层可见轻度异型的小型腺管密集增殖（**图6a**）。表面上皮可见肿瘤露出（**图6b**），深部可见囊状的腺管扩张并且伴有黏膜肌层浸润（**图6c**）。未见明确脉管浸润。

免疫组化所见，MUC6 染色呈弥漫阳性，与肿瘤范围一致，病变深部 pepsinogen I 染色阳性，表层可见类似 MUC5AC 阳性腺窝上皮的肿瘤细胞显露，诊断为胃底腺黏膜型胃癌（**图7**）。H+/K+–ATPase 与 chromogranin A 呈极少数、散在阳性。黏液性状为 MUC2 阴性，但是表面可见 CD10 染色阳性，考虑为胃型为主体的胃肠混合型。

内镜下可观察到以胃体为主的背景黏膜高度萎缩改变，病理学上却可见 pepsinogen I，H+/K+–ATPase，MUC6 染色呈阳性的细胞，确认有

主细胞、壁细胞以及副细胞残存。另外，胃体大弯的活检标本（**图8a，b**），ESD 切除标本（**图8c**）的肿瘤深部可见 chromogranin A 染色阳性的微小内分泌细胞巢（endocrine cell micronest，ECM）。由于合并恶性贫血、抗胃壁细胞抗体以及抗内因子抗体均为阳性，再加上血清胃泌素值升高，诊断为 A 型胃炎。最终诊断为合并 *H. pylori* 既往感染的 A 型胃炎的胃底腺黏膜型胃癌，病变具有内镜下治疗适应证。术后经过 14 个月的经过观察，未见病变复发。

## 讨论

胃癌大多发生于 *H. pylori* 感染的胃，而胃底腺型胃癌的发生却与 *H. pylori* 感染无关。胃底腺

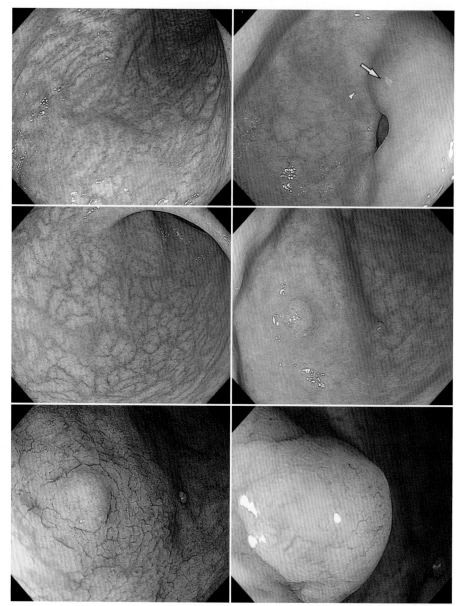

| a | b |
|---|---|
| c | d |
| e | f |

**图2** EGD 图像。胃体部黏膜高度萎缩（**a**）。胃窦部的萎缩较胃体部轻微，胃窦幽门小弯可见黄色瘤（**b**，箭头）。胃体下部前壁可见伴有血管透见像的褪色调、平坦隆起性病变（**c, d**）。靛胭脂喷洒图像，病变表面平滑，未见凹凸变化（**e, f**）

型胃癌仅占胃癌的 1%，是极为罕见的一类肿瘤，作为 *H. pylori* 阴性胃癌而被熟知，近年以来有大量的病例报告。胃底腺型胃癌不仅发生于未感染 *H. pylori* 的胃内，也同样可见于既往感染以及活动性 *H. pylori* 感染的胃内，但以往未曾有过该类型胃癌会根据 *H. pylori* 感染状态不同而在内镜所见以及病理学所见上有差异的报告。笔者以前也曾探讨过这一议题，同样未发现是否合并 *H. pylori* 感染会对胃底腺型胃癌的临床表现、内镜特征以及病理学特征产生任何影响，这一点与以往的胃癌类型有所不同，不仅是癌的发生，癌的发育进展模式也有可能与 *H. pylori* 感染并不存

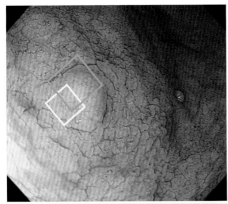

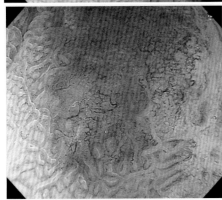

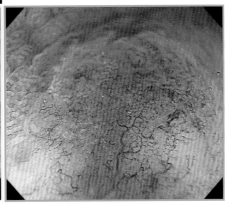

a
—
b | c

**图3** NBI 放大图像

**a** 靛胭脂喷洒图像。

**b** 病变口侧（**a** 的黄框部分）放大图像。病变周围的背景黏膜中可见管状的腺窝边缘上皮，为萎缩的胃底腺黏膜改变。同时可见与病变范围一致的、有 DL 的不规则网状结构形成的异常血管团。

**c** 病变顶部（**a** 的蓝框部分）放大图像。病变顶部可见由不规则网状结构形成的异常血管团，腺窝边缘上皮消失。

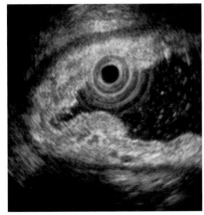

**图4** EUS 图像（20MHz）。病变第 2 层肥厚，第 3 层未见变薄、中断，肿瘤的深部未见其他低回声肿瘤

在明显关联。另外，近年来胃底腺型胃癌的发生发展与 Wnt/β-catenin 信号通路以及 *GNAS* 基因异常相关也逐渐明确。*GNAS* 基因变异是胃型腺瘤的特征之一，但是 *GNAS* 变异的胃型腺瘤进展较为缓慢，进展期的胃底腺型胃癌相对较少，或许也是这个原因。

胃底腺型胃癌的典型内镜图像为表面伴有血管透见像的、不伴有表面凹陷的褪色调隆起病变。由于其表面被正常黏膜所覆盖，胃底腺型胃癌的 NBI 放大图像与其他类型胃癌有所不同，主要特点包括：①没有明确的 DL；②腺管开口部扩大；③窝间部开大；④观察不到明显异常的微小血管结构。

组织病理学上，胃底腺型胃癌表面被非肿

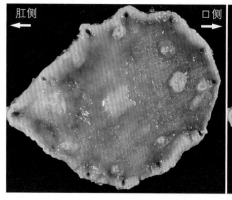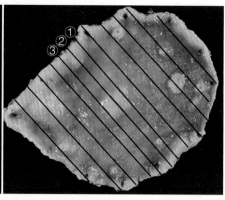

| a | b |
|---|---|

**图5** 切除标本大体观

**a** 病变为 6mm × 4mm 大小的、褪色调、表面平滑的扁平隆起性病变。

**b** 切面图像。肿瘤的范围与褪色调扁平隆起的范围一致（红色线），水平切缘阴性。

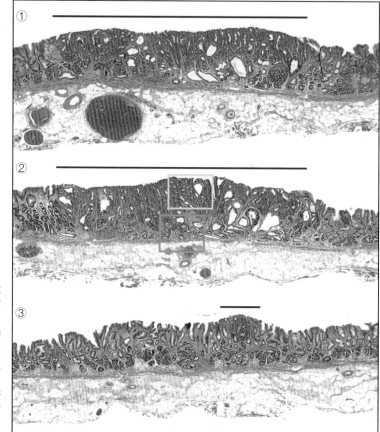

**图6** 组织病理学图像

**a** 图5b 的肿瘤切面（①~③）放大图像（HE 染色）。红线范围内可见肿瘤病变。病变的边界清晰。

**b** 肿瘤表层（**a** 的黄框部分）的高倍放大图像。具有轻度异型的小型腺管自黏膜表层自黏膜深层密集增殖，表面上皮可见肿瘤露出。

**c** 肿瘤深部（**a** 的蓝框部分）的高倍放大图像。病变深部伴有囊状的腺管扩张以及黏膜肌层浸润。

| a | |
|---|---|
| b | c |

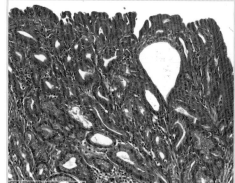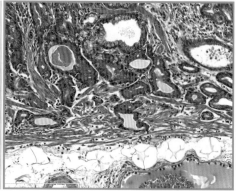

120

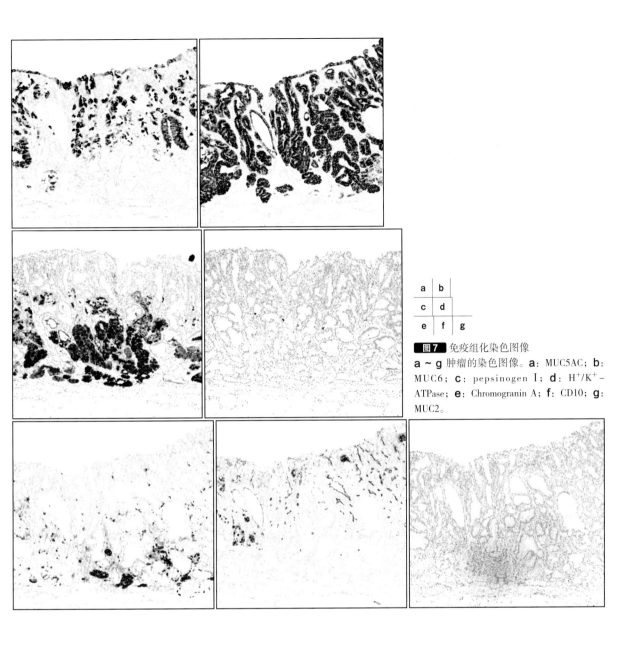

**图7** 免疫组化染色图像
**a～g** 肿瘤的染色图像。**a**：MUC5AC；**b**：MUC6；**c**：pepsinogen Ⅰ；**d**：H⁺/K⁺-ATPase；**e**：Chromogranin A；**f**：CD10；**g**：MUC2。

瘤黏膜覆盖，为主体位于黏膜深部或黏膜下层的低异型度高分化型腺癌。作为主细胞标志物的pepsinogen Ⅰ免疫组化染色呈阳性。因此，胃底腺型胃癌的发生、发展方式，内镜下所见以及病理学所见与其他类型的胃癌都是完全不同的。

近年来，除了完全向胃底腺分化的病变以外，同时还存在有伴有腺窝上皮样分化的病变也得以证实，田边等将这类病变称为胃底腺黏膜型胃癌。胃底腺黏膜型胃癌的肿瘤组织于表面显露并且MUC6的阳性率也高于其他胃底腺型胃癌，由此推断其增殖潜能也有可能高于后者。Ueo等报告的进展期胃底腺型胃癌就是1例胃底腺黏膜型胃癌，出现伴有肿瘤增大的多方向细胞分化，有可能提示肿瘤具有较高的恶性程度。另外，胃底腺黏膜型胃癌与其他类型的胃底腺型腺癌在内镜下同样表现为褪色调的、表面不伴凹陷的隆起型外观，但是NBI放大观察时却可在其表面见到形态不规则的微小血管结构，这一点与其他类型的胃底腺型胃癌不同。

本病例为1例发生于高度萎缩胃黏膜的褪色

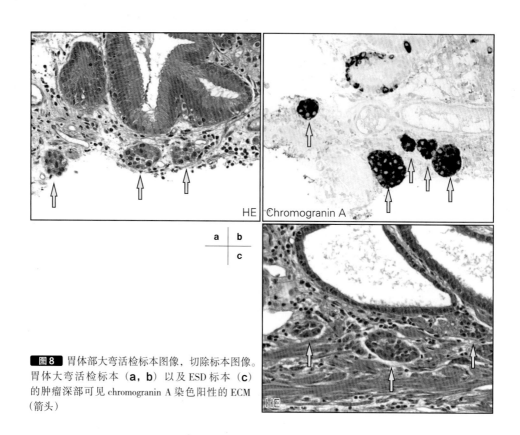

**图8** 胃体部大弯活检标本图像，切除标本图像。胃体大弯活检标本（**a**，**b**）以及 ESD 标本（**c**）的肿瘤深部可见 chromogranin A 染色阳性的 ECM（箭头）

调、平坦隆起性病变。肿瘤的表面较为平滑并且伴有血管透见像，与胃底腺型胃癌的镜下表现是一致的。NBI 放大观察可见 DL 阳性的由网状结构形成的异常血管团，符合胃底腺型胃癌的特征并且排除了类癌的可能性。组织病理学上表现为与主细胞类似的 pepsinogen I 免疫组化染色阳性的低度异型高分化腺癌，表层可见 MUC5AC 阳性的肿瘤细胞显露，肿瘤的大部分呈 MUC6 染色阳性，符合田边分类中的主副细胞混合型。胃底腺型胃癌的黏液性质以胃型居多，本病例可见少量细胞 CD10 染色呈阳性，考虑为以胃型为主的胃肠混合型黏液。黏膜肌层轻度受侵，但是并未见到黏膜下层浸润，病变浸润深度判定为 pT1a。病变的最终诊断为局限在黏膜层内的长径 6mm 的胃底腺黏膜型胃癌，未见明显的脉管浸润，具有内镜下治疗指征。

另外，本病例的背景黏膜可见 A 型胃炎。A 型胃炎是一类自身免疫相关、引起胃体部萎缩性变化的慢性胃炎，不仅是胃类癌，同样也是胃癌的危险因素。A 型胃炎相关胃癌与 *H. pylori* 感染基础上发生的胃癌相同，大多发生于已经萎缩的胃体部、外形为隆起型的高分化型腺癌。尽管胃癌的发生机制尚不十分明确，但有可能与胃类癌相同，与胃底腺区域的营养作用（trophic action）相关。在 *H. pylori* 的自然感染率偏低的背景下，今后 A 型胃炎以及伴有 A 型胃炎的胃癌有可能会相对增多。

合并 A 型胃炎的胃底腺型胃癌鲜有报道，本病例为一极其罕见的病例。胃底腺型胃癌的发生与 A 型胃癌的相关性并不明确，望今后能够积累更多的 A 型胃炎与包括胃底腺型胃癌在内的胃癌的相关联的病例。

## 结语

本文报告合并 A 型胃炎的胃底腺黏膜型胃癌 1 例。

## 致谢

本文截稿之际，恰逢 2016 年 6 月的早期胃癌研究会召开，在此向展示时提供指导的主持人丸山保彦医生（藤枝市立综合病院消化内科）、病理科的和田了医生（顺天堂大学医学部附属静冈病院病理诊断科）表示深深的感谢。

## 参考文献

[1] Ueyama H, Yao T, Nakashima Y, et al. Gastric adenocarcinoma of fundic gland type（chief cell predominant type）：proposal for a new entity of gastric adenocarcinoma. Am J Surg Pathol 34：609-619, 2010.

[2] 田邊寛，岩下明德，池田圭祐，他. 胃底腺型胃癌の病理組織学的特徴. 胃と腸 50：1469-1479, 2015.

[3] Uemura N, Okamoto S, Yamamoto S, et al. *Helicobacter pylori* infection and the development of gastric cancer. N Engl J Med 345：784-789, 2001.

[4] 八尾隆史，上山浩也，九嶋亮治，他. 新しいタイプの胃癌—胃底腺型胃癌：臨床病理学的特徴と発育進展様式および悪性度. 胃と腸 45：1192-1202, 2010.

[5] Hidaka Y, Mitomi H, Saito T, et al. Alteration in the Wnt／β-catenin signaling pathway in gastric neoplasias of fundic gland（chief cell predominant）type. Hum Pathol 44：2438-2448, 2013.

[6] 八板弘樹，蔵原晃一，大城由美，他. 胃底腺型胃癌の臨床的特徴—X 線・内視鏡所見を中心に. 胃と腸 50：1493-1506, 2015.

[7] 八板弘樹，蔵原晃一，川崎啓祐，他. *Helicobacter pylori* 陰性分化型胃癌の臨床病理学的特徴—臨床の立場から. 胃と腸 49：863-873, 2014.

[8] Sugiyama A, Maruta F, Ikeno T, et al. *Helicobacter pylori* infection enhances N-methyl-N-nitrosourea-induced stomach carcinogenesis in the Mongolian gerbil. Cancer Res 58：2067-2069, 1998.

[9] Shimizu N, Inada K, Nakanishi H, et al. *Helicobacter pylori* infection enhances glandular stomach carcinogenesis in Mongolian gerbils treated with chemical carcinogens. Carcinogenesis 20：669-676, 1999.

[10] Kushima R, Sekine S, Matsubara A, et al. Gastric adenocarcinoma of the fundic gland type shares common genetic and phenotypic features with pyloric gland adenoma. Pathol Int 63：318-325, 2013.

[11] Nomura R, Saito T, Mitomi H, et al. GNAS mutation as an alternative mechanism of activation of the Wnt／β-catenin signaling pathway in gastric adenocarcinoma of the fundic gland type. Hum Pathol 45：2488-2496, 2014.

[12] 九嶋亮治，松原亜季子，吉永繁高，他. 胃型腺腫の臨床病理学的特徴—内視鏡像，組織発生，遺伝子変異と癌化. 胃と腸 49：1838-1849, 2014.

[13] Ueyama H, Matsumoto K, Nagahara A, et al. Gastric adenocarcinoma of the fundic gland type（chief cell predominant type）. Endoscopy 46：153-157, 2014.

[14] 上山浩也，八尾隆史，松本健史，他. 胃底腺型胃癌の臨床的特徴—拡大内視鏡所見を中心に：胃底腺型胃癌の NBI 併用拡大内視鏡診断. 胃と腸 50：1533-1547, 2015.

[15] Ueo T, Yonemasu H, Ishida T. Gastric adenocarcinoma of fundic gland type with unusual behavior. Dig Endosc 26：293-294, 2014.

[16] 藤原昌子，八尾建史，今村健太郎，他. 胃底腺型胃癌と胃底腺黏膜型胃癌の通常内視鏡・NBI 併用拡大内視鏡所見. 胃と腸 50：1548-1558, 2015.

[17] Strickland RG, Mackay IR. A reappraisal of the nature and significance of chronic atrophic gastritis. Am J Dig Dis 18：426-440, 1973.

[18] 永原靖浩，田中彰一，小坂恒徳，他. A 型胃炎の臨床的検討—胃腫瘍性病変，悪性貧血，*H. pylori* 感染との関連について. 医療 55：538-542, 2001.

[19] Viani F, Siegrist HH, Pignatelli B, et al. The effect of intra-gastric activity and flora on the concentration of N-nitoroso compounds in the stomach. Eur J Gastroenterol Hepatol 12：165-173, 2000.

## Summary

Gastric Adenocarcinoma of the Fundic Mucosa Type with Type A Gastritis, Report of a Case

Hiroki Yaita[1], Koichi Kurahara,
Yumi Oshiro[2], Masashi Kameda[1],
Nobuaki Kuno[1, 3], Takashi Yao[4],
Yoko Ueda[5], Tadahiko Fuchigami[1]

A man in his 60s was referred to our hospital to be screened for gastric cancer. EGD（esophagogastroduodenoscopy）showed a flat, elevated lesion on the anterior wall of the lower gastric corpus with severe atrophic changes of the gastric corpus. The tumor featured vascular ectasia of the faded tumor surface. Magnifying endoscopy with narrow-band imaging revealed an irregular microvascular pattern with an amorphous surface. Therapeutic endoscopic submucosal dissection was performed. The histopathological findings showed well-differentiated adenocarcinoma mimicking fundic gland cells, which were strongly positive for pepsinogen I and MUC6 and slightly positive for CD10. The carcinoma cells with positivity for MUC5AC was seen on the surface of the tumor. Type A gastritis was diagnosed as the reason for the endocrine cell micronest of the deep part of the tumor, hypergastrinemia, and positive antibodies to parietal cells and intrinsic factors. Diagnosis was gastric adenocarcinoma of the fundic mucosa type with type A gastritis.

[1]Division of Gastroenterology, Matsuyama Red-cross Hospital, Matsuyama, Japan.

[2]Department of Pathology, Matsuyama Red-cross Hospital, Matsuyama, Japan.

[3]Department of Gastroenterology and Medicine, Fukuoka University School of Medicine, Fukuoka, Japan.

[4]Department of Human Pathology, Juntendo University, Graduate School of Medicine, Tokyo.

[5]Department of Internal Medicine, Matsuyama Red-cross Hospital, Matsuyama, Japan.

# 2016 年 11 月例会精选

吉永 繁高[1]　　　松本 主之[2]

[1] 国立がん研究センター中央病院内視鏡科
[2] 岩手医科大学医学部内科学講座消化器内
科消化管分野

2016 年的早期胃癌研究会于 2016 年 11 月 16 日在笹川纪念会馆国际会议场召开。主持会议的是吉永（日本国立癌研究中心中央病院内镜科）和松本（岩手医科大学医学部内科学教研室消化内科消化道组），病理部分由大仓（PCLJAPAN 病理、细胞学诊断中心川越实验室）负责。影像诊断论证环节由九嶋（滋贺大学医学部临床检验医学教研室即附属医院病理诊断科）负责，选取的主题为"临床医生应该熟知的病理知识之第 2 部'胃'良性息肉与腺瘤"。

**[第 1 例]** 80 多岁，女性。SSBE 基础上发生的巴雷特（Barrett）食管癌（病例提供：东京都癌检诊中心消化内科 小田丈二）。

健康查体时行胃镜检查，发现食管胃结合部病变。

读片由吉村（济生会福冈综合病院消化内科）与平泽（仙台厚生病院消化内镜中心）负责。吉村发现食管 X 线造影图像上胃食管结合部一处长轴超过 4cm，几乎呈全周性分布的粗大结节状隆起性病变，诊断考虑为上皮性的肿瘤性病变（**图 1a**）。根据大小不同的结节形态将病变诊断为癌，发生部位根据钡剂附着的差异来判定鳞状上皮与柱状上皮的界线，由于病变位于界线的肛侧，因此诊断为 Barrett 食管发生的 0- IIa+ I 型腺癌。由于调整空气量后，管壁伸展良好，因此浸润深度判定为 DMM。平泽的读片诊断与吉村

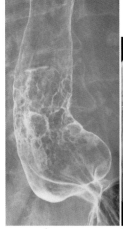
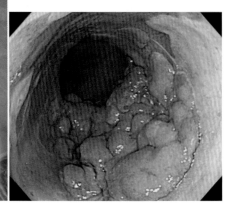

1a　1b

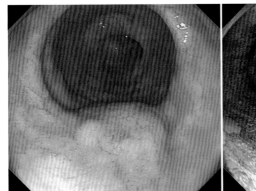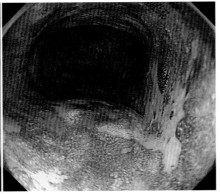

2a | 2b

基本一致。吉村在胃镜图像上发现以后壁侧为中心的结节状隆起性病变，因病变位于鳞状上皮与柱状上皮交界线的肛侧，考虑为 Barrett 食管相关的上皮性肿瘤，尽管 X 线造影图像提示病变为全周性，但内镜图像显示病变扩展范围仅为半周。病变有一定的高度，但是管壁伸展性良好，因此浸润深度判定为 DMM。平泽的意见与此一致，判定病变的浸润深度为 DMM。竹内（长冈红十字病院消化内科）点评道，平坦型病变也有可能向周围扩展，应该说这是个几乎累积全周的病变。吉村看过靛胭脂喷洒后的内镜图像后认为这是一个亚全周性扩展的病变（**图 1b**）。小山（佐久医疗中心内镜科）向读片者提问道：Barrett 食管是 SSBE（short segment Barrett's esophagus）还是 LSBE（long segment Barrett's esophagus）？吉村回答道：是全周性、长度不到 3cm 的 Barrett 食管病变，判定为 SSBE。吉村还提到在 NBI（narrow band imaging）放大观察图像上，病变一部分结构不清晰，但是大部分可观察到结构清晰的腺窝边缘上皮以及密集的管状结构，因此诊断为分化良好的腺癌。与患者商议治疗方案后，患者希望外科手术治疗，随后接受了胸腔镜下食道切除手术。

病理解读由山村（东京都癌检诊中心检验科）负责。病变为长度 2.5cm 的 SSBE 上发生的亚全周性 0- Ⅱa+ "I" 型高分化腺癌，浸润深度大部分为 SMM ~ LPM，隆起比较明显的部分局部有几处浸润深度达到 DMM。静脉、淋巴管受侵，同时可见淋巴结转移。

【第 2 例】 80 多岁，男性。食管类基底细胞癌（病例提供：岛根大学医学部附属病院第 2

内科 泉大辅）。

患者为行胃癌筛查而接受胃镜检查，过程中发现了食管下段的病变。

读片由藤原（都立驹入病院内镜科）与竹内（长冈红十字病院消化内科）负责。藤原：胃镜图像上食管左侧壁可见一处累积管腔大约 1/4 周，表面被正常黏膜覆盖的隆起性病变，作为一般的平滑肌瘤等黏膜下肿瘤（submucosal tumor，SMT）来说其形态扁平且扭曲（**图 2a**），考虑为特殊型或低分化的食道癌，吸引空气后病变处的黏膜皱襞也未观察到明显的形态变化，因此判定病变已侵犯到黏膜下层。竹内的读片诊断与藤原一致，并提出病变外形比较紧满，考虑为伴有实性成分或淋巴细胞浸润的低分化鳞状细胞癌。NBI（narrow band imaging）放大观察图像上，右侧壁可见褐色（brownish）部分但并未观察到明显的异常改变，因此无法断定有上皮性肿瘤部分在表面显露。隆起部分的上皮变薄，上皮下血管受到挤压，调整强调模式后可观察到符合日本食道学会放大内镜分类的 Type B2 ~ B3 型血管。竹内：右侧壁的 brownish 部分内可见局部血管大小不同并且排列紊乱，考虑有上皮内癌存在。藤原：碘染后观察，NBI 图像上见到的 brownish 区域呈拒染，诊断为病变上皮内伸展。此外，隆起部分也可见到相同的改变，同样判定为上皮内伸展。从整体上判断，病变的诊断考虑低分化鳞状上皮癌或类基底细胞癌（**图 2b**）。藤原：超声内镜图像上可见低回声肿瘤累及黏膜下层的深层，表层被上皮所覆盖。由于患者不愿意接受外科手术治疗，希望选择放射治疗及化疗，遵患者意愿在内镜下切除病变后实施了术后放化疗。

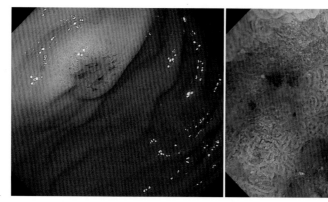

3a | 3b

病理解读由大仓（PCLJAPAN 病理、细胞学诊断中心川越实验室）负责。病变为上皮内伸展为主的、伴有鳞状上皮癌的类基底细胞癌，浸润深度到达 SM 深层。病变左侧壁边缘的鳞状上皮癌浸润部位可见向类基底细胞癌的移行像。

【第3例】 60 多岁，男性。胃底腺分化的分化型癌（病例提供：日本国立癌研究中心中央病院内镜科 高丸博之）。

患者此次就诊前被检查出了食道病变，在胃镜精查的过程中又发现了胃部病变。

读片由山崎（岐阜县综合医疗中心消化内科）与丸山（藤枝市立综合病院消化内科）负责。胃镜图像上，胃穹窿部大弯侧可见大约 10mm 大小的、隆起边缘不那么明显的，顶部发红并且伴有不规则凹陷的隆起性病变（**图 3a**），形似潜入黏膜下的上皮性肿瘤，基于周围黏膜形态，鉴别诊断要考虑胃底腺型胃癌，但是病变表面有大量黏液附着，诊断上首先考虑黏膜下异位腺体由来的癌变。浸润深度判定为 SM。丸山：相对于胃底腺型胃癌，黏液癌的可能性要更大一些。长南（仙台厚生病院消化病中心）：凹陷是发红色调的，边缘不规则，与其说是异位性胃腺体由来倒不如更应该考虑上皮来源的分化型癌的可能性，病变深部可能有黏液癌成分。小泽（佐藤病院消化内科）：通过吸气后观察形态变化，推测腺管在黏膜肌层基本保持完整的情况下于黏膜下层产生黏液。山崎：NBI（narrow band imaging）观察，凹陷内可见呈乳头颗粒状的腺管密度上升以及结构不规整（**图 3b**），这一征象并非异位腺体由来所致，诊断考虑为表层被分化型腺癌所覆盖的黏液癌。丸山：如果是异位腺体由来的病变的话，在中心部应该会有一个如同

门缝样的裂隙，但这个病变的中心部并没有见到这样的结构，不符合异位胃腺体由来的病变特征。山崎：超声内镜图像上该病变的主体位于黏膜下层，外周可见散在的、较内部回声更低的低回声区域，图像特征符合富含黏液的肿瘤。小泽：该病变黏膜下层部分的回声强度不一致，应诊断为内翻的非肿瘤性腺管而并非黏液癌。长南也同样认为这一部分有肿瘤浸润。活检病理结果回报为高～低分化型腺癌，可疑 SM 浸润，随后实施了贲门侧近端胃切除术。

病理解读由关根（日本国立癌研究中心中央病院病理科）负责。该病变伴有黏膜肌层内翻性发育，表层的 0-Ⅱc 部分为胃底腺分化的低度异型高分化腺癌，病变深部的内翻部分可见胃底腺分化的腺管，细胞增殖的分布可见异常，与低度异型的异位性胃腺体相鉴别困难，可以用胃底腺分化的肿瘤性病变来解释，一部分腺管突破黏膜肌层，因此浸润深度判定为 SM。江头（大阪医科大学病理教研室）：异位性胃腺体也是存在的，可能是癌变部分浸润到了这部分腺体。岩下（福冈大学筑紫病院病理部）的诊断为不完全憩室周边发生的胃底腺黏膜型胃癌，这是一个在病理诊断上存在争议的病变。 （吉永）

【第4例】 60 多岁，女性。肠病相关 T 细胞性淋巴瘤（病例提供：大阪市立综合医疗中心消化内科 佐野弘治）。

主诉：持续腹泻 3 月余。

读片由三上（神户市立医疗中心西市民病院消化内科）与森山（九州大学大学院医学研究院病态机能内科学）负责。三上：气囊内镜下的小肠 X 线造影图像提示回肠的黏膜皱襞消失、浮肿，同时可见末端回肠（**图 4a**）的硬化以及颗

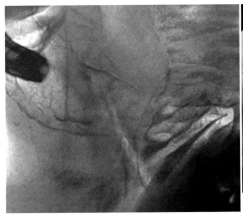
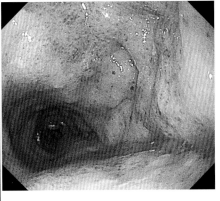

4a | 4b

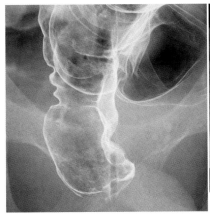
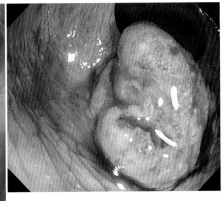

5a | 5b

粒状黏膜，考虑为黏膜下细胞浸润或某些物质沉着的疾病，淀粉样变性可能性大。森山：回肠末端黏膜粗糙并可见黏膜缺损以及绒毛低平化，考虑 AA 型淀粉样变性或慢性感染的可能性大。三上：内镜图像上可见回肠大绒毛大小不一以及低平化，另可见一处黏膜下肿瘤样隆起（**图 4b**），后者考虑为淋巴系统肿瘤，而前者则考虑为病变的黏膜内浸润，T 细胞性淋巴瘤可能性较大。森山同意三上的读片分析但是认为病变用肿瘤性变化不好解读，诊断首先考虑淀粉样变性。藏原（松山红十字病院胃肠中心）：该病变是以末端回肠的黏膜下层为中心的肿瘤性病变，整体上看考虑为肠病相关 T 细胞性淋巴瘤（enteropathy-associated T-cell lymphoma，ETL）最为适宜。斋藤（市立旭川病院消化病中心）同意这一读片分析，也认为诊断淀粉样变性有些勉强。进一步追加讨论十二指肠部分的内镜图像时，藏原认为诊断上还要考虑乳糜病，斋藤认为要考虑滤泡性淋巴瘤的可能性。由于这个病例发生了肠穿孔，手术后可以结合活检组织和手术切除标本一起进行分析。

病理解读由江头（大阪医科大学病理教研室）负责。活检标本以及手术切除标本均可观察到绒毛萎缩，上皮内以及黏膜固有层内全层可见小型~中型淋巴细胞增殖。CD3 以及 CD8 免疫组化染色呈阳性，由此诊断为 ETL。本病例的乳糜病相关抗体检测为阴性，与 2 型 ETL 相符。遗憾的是未能对诱发穿孔的主病变的 X 线造影图像和内镜图像进行讨论分析。

【**第 5 例**】 70 多岁，男性。直肠神经内分泌肿瘤（病例提供：信州大学医学部第二内科大野和幸）。

CT 检查发现肝脏肿瘤，为查找原发病灶而接受结肠镜检查。

读片由上田（大阪市立十三市民病院消化内科）和川崎（岩手医科大学医学部内科学教研室

消化内科消化道组）负责。上田：下消化道造影 X 线图像上（**图 5a**），直肠左侧壁可见表明轻微凹陷的、边缘平缓的隆起性病变，考虑为神经内分泌肿瘤或是 MALT（mucosa-associated lymphoid tissue）淋巴瘤。川崎：从充盈缺损的形态来判断，应该首先考虑淋巴瘤，但是也不能除外前列腺肿瘤等壁外压迫的可能性。上田：内镜图像上可见 Rb 的发红色调隆起以及大范围累及基底部和口侧的黏膜下肿瘤样隆起（**图 5b**）。Rb 病变被正常黏膜所覆盖的部分也可见部分混杂有糜烂灶，MALT 淋巴瘤及黑色素瘤的诊断要优先于神经内分泌肿瘤。但是，扩展到口侧的黏膜下肿瘤样隆起的性状尚无法判定。川崎则认为黑色素瘤的诊断要优先于变化多端的 MALT 淋巴瘤，由于黏膜下肿瘤样隆起范围较广，GIST（gastrointestinal stromal tumor）黏膜内发育的可能性也要考虑。吉田（京都府立医科大学附属病院消化科）：伴有黏膜下浸润的鳞状上皮癌和黏液癌的诊断也要考虑在内。随后实施了直肠切除术以及肝右叶扩大切除术、S4 切除术。

病理解读由太田（信州大学医学部保健学科）负责。切除的直肠内可见黄白色调与黑色调混杂的隆起，肿瘤细胞呈条索状增殖，同时向黏膜压迫生长并露出于黏膜内。肿瘤的细胞质呈弱酸性，细胞核呈类圆形并且伴有核仁，chromogranin A 与 synaptophysin 免疫组化呈阳性，Ki-67 指数为 5.5%。综上所述，诊断为神经内分泌肿瘤（G2）。主病变口侧的静脉内可见多处肿瘤栓子，这点与黏膜下肿瘤样隆起形态是相吻合的。最后，尽管病例提供者给出了 X 线造影图像、内镜图像以及病理图像的对比，病例提供者与会议主持人以及病理解读者之间对于口侧隆起的解释还是存在异议。

（松本）

# 编辑后记

长浜 隆司　千叶德洲会病院消化内科

本书主题为"胃黏膜下肿瘤的诊断与治疗"，由二村、小泽以及长滨3人策划。

在X线下及内镜检查过程中，黏膜下肿瘤比较容易被发现。然而在实际工作中做出这一诊断之前必须将非上皮性良性肿瘤、非上皮性恶性肿瘤、上皮性良性肿瘤、上皮性恶性肿瘤以及各种黏膜下肿瘤样形态的病变进行鉴别。因此，本书集中论述了术前影像诊断的进展前沿，以EUS–FNA（endoscopic ul trasonography-guided fine needle aspiration）为核心的术前病理诊断方法以及组织学诊断，目的是在术前明确诊断以制订治疗计划。

如序中所述，本书以其他各种需要与胃黏膜下肿瘤相鉴别的疾病为主题进行了论述。二村所撰写的论文概述了胃黏膜下肿瘤病理诊断的相关内容，包括大体标本的诊断以及病理诊断要点，同时还提到术前在病灶部位采取到足量的组织对于正确的组织学诊断来讲是必不可少的，另外临床医生与病理医生的紧密合作这一点也很重要。

术前影像诊断这部分内容，由于各种检查手段都在不断进步，因此各部分内容由几位医生分别负责撰写，丸山负责X线诊断部分，岩城负责内镜、EUS诊断部分，尾崎负责CT/MRI诊断部分的论文撰写。在X线和内镜图像上，详细观察病变的部位、形状、大小、色调、凹陷、溃疡形成与否、单发/多发等性状，即可做出一个初步诊断和一定程度的鉴别诊断。通过EUS、CT/MRI等检查可进一步明确病变内部的结构，从而在术前就可以做出一个近乎明确的诊断。

引地所撰写的论文解读了胃黏膜下肿瘤的钻孔活检法、EUS–FNA、开窗活检法等各种组织活检方法的手技和实际应用技巧。井田所撰写的论文概述了腹腔镜内镜联合手术（laparoscopy and endoscopy cooperative surgery，LECS）的实际应用和治疗成绩，并且表述了对于这一技术今后能够进一步普及、应用到早期胃癌及其他符合适应证的疾病的治疗领域的期待。

主题相关病例部分，小泽在论文中详细探讨了自身所经治的IFP（inflammatory fibroid polyp）病例，从以往所报告过的病例特征来看这一病例所呈现的形态较为罕见，肿瘤以黏膜肌层为中心，处在不同的生长阶段其形态也随着肿瘤量的多寡产生相应的变化。

主题病例部分收录了5篇论文。德竹等报告了 H. pylori 阴性的、呈巨大黏膜下肿瘤样形态的未分化型腺癌1例，入口等报告了呈黏膜下肿瘤样形态的乳头状腺癌1例，小泽等报告了表现为特征性的超声图像的胃 Anisakis 性嗜酸性肉芽肿1例，石桥等报告了术前未能确诊的隆起型胃 MALT 淋巴瘤1例，藤本等报告了与胃肠道间质瘤（gastrointestinal stromal tumor，GIST）鉴别困难等异位胰腺1例并且在文中展示了精美的图片。

本书中，相关领域的专家执笔并系统地论述了术前影像诊断，术前组织学诊断以及治疗的相关内容。在主题相关病例、主题病例部分也报告了几例相对罕见的病例。胃黏膜下肿瘤是临床上经常遇到的一类疾病，衷心希望本书能够为读者们的日常临床工作提供些许帮助。

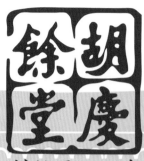
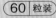

国药准字Z33020174
浙药广审（文）第250401-00420号

# 养胃颗粒
## YANGWEI KELI

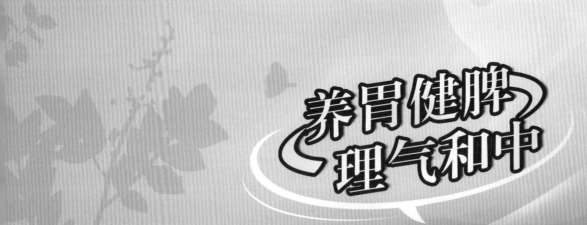

养胃健脾
理气和中

## ▶ 用于

· 脾虚气滞所致的胃痛，症见胃脘不舒　·胀满疼痛
· 嗳气食少　·慢性萎缩性胃炎见上述证候者。

【成份】炙黄芪、党参、陈皮、香附、白芍、山药、乌梅、甘草。

【禁忌】本品不宜与含有藜芦、海藻、京大戟、红大戟、甘遂、芫花成份的中成药同用。

【不良反应】应用本品时可能出现腹泻、恶心、呕吐、腹痛、皮疹、瘙痒等不良反应。

请按药品说明书或者在药师指导下购买和使用

广告

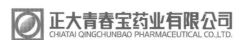

正大青春宝药业有限公司
CHIATAI QINGCHUNBAO PHARMACEUTICAL CO.,LTD.